ESSAI CLINIQUE

SUR

LE NYSTAGMUS

PAR

Louis-Henri RAVAUD,

Docteur en médecine de la Faculté de Paris.

PARIS

LIBRAIRIE ALEXANDRE COCCOZ

11, RUE DE L'ANCIENNE-COMÉDIE, 11

1877

ESSAI CLINIQUE

SUR

LE NYSTAGMUS

PAR

Louis-Henri RAVAUD,

Docteur en médecine de la Faculté de Paris.

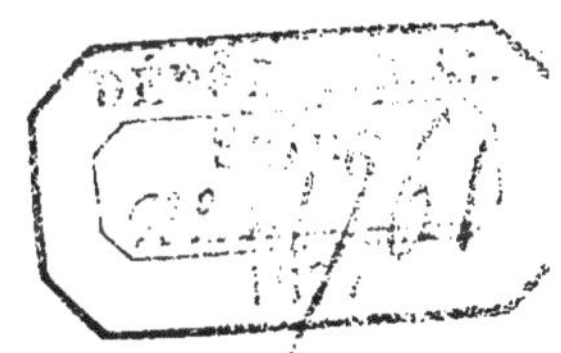

PARIS

LIBRAIRIE ALEXANDRE COCCOZ

11, RUE DE L'ANCIENNE-COMÉDIE, 11

—

1877

INTRODUCTION.

Les hasards de la clinique nous ayant permis d'observer, dans le cours de nos études, un certain nombre
de cas de nystagmus, nous nous sommes décidé à faire
sur ce symptôme des recherches spéciales et assidues.

Les travaux les plus sérieux n'ont pas manqué sur ce
sujet, et des auteurs très-compétents s'en sont occupés.
Aussi n'avons-nous nullement la prétention d'apporter
de nouvelles lumières sur cette question encore contro-
versée.

Toutefois, il nous a semblé qu'au point de vue clinique,
la valeur de ce symptôme avait été un peu négligée. Les
recherches les plus récentes sur la physiologie de l'encéphale ont montré le profit qu'on peut tirer du nystagmus pour le diagnostic des maladies cérébrales. Nous
espérons donc que nos efforts seront pris en considération,
et si nous avons pu établir la valeur symptomatique du
nystagmus, notre but sera rempli.

Dans un premier chapitre nous avons étudié rapidement l'historique de la question. Puis nous avons présenté, dans un court exposé de symptomatologie, les
caractères propres du nystagmus, sa marche et sa terminaison.

Après avoir consacré quelques pages au diagnostic de
ce symptôme, nous abordons, dans une étude séméiologique, la valeur de ce signe, et nous nous efforçons d'éta-

blir l'importance qu'il peut acquérir dans les circonstances plus ou moins graves où il se présente.

Nous avons cru pouvoir confondre l'étiologie du nystagmus avec la séméiologie, considérant que ce phénomène est toujours symptomatique des lésions ou des causes qui lui donnent naissance.

La valeur pronostique découle naturellement de cette étude.

Enfin, après avoir rappelé sommairement la pathogénie si discutée et si discutable des différentes variétés de nystagmus, nous posons, dans un dernier chapitre, les indications thérapeutiques et les divers modes d'intervention employés par l'ophthalmologie contemporaine.

Avant de commencer, nous tenons à remercier publiquement nos amis, en particulier le Dr Thomas et M. M. Letulle, interne des hôpitaux, du concours bienveillant et éclairé qu'ils ont bien voulu nous prêter dans les recherches parfois difficiles que nous a nécessitées ce modeste travail.

ESSAI CLINIQUE

LE NYSTAGMUS

⎯⎯◦◉◦⎯⎯

I.

Définition. — Considérations historiques.

Sous le nom de Nystagmus (en grec νυσταγμος, oscillation de la tête pendant le sommeil (1) ou de νευσταζω, je m'incline (2)), on désigne des oscillations involontaires et rhythmées d'un ou des deux globes oculaires, accompagnées ou non de trémulations analogues des paupières.

Comme nous le verrons bientôt ce tremblement saccadé peut être continu ou intermittent, temporaire ou permanent; mais quelle que soit la forme symptomatique qu'il affecte au point de vue de sa durée, de son étendue, et des signes concomitants, il se reconnaîtra toujours à ces deux caractères particuliers qui lui appartiennent en propre : il est involontaire et rhythmique.

(1) Littré et Rolin. Nystagmus de l'œil.
(2) Mackenzie. Traité des maladies des yeux, t. I, 1858.

Sans vouloir entrer dans les détails les plus minutieux sur l'historique de cette question, nous avons cru qu'il y aurait, pour le point de vue même assez limité où nous nous plaçons, quelque intérêt à étudier rapidement les théories toutes plus ou moins abstraites qui ont surgi à l'esprit des auteurs désireux de fournir une explication positive des causes et du mécanisme de ce symptôme bizarre.

Il est incontestable que le nystagmus n'avait pas échappé aux observateurs anciens, ce tremblement oscillatoire, presque convulsif des yeux est un fait si évident qu'il n'avait pas manqué d'attirer les regards. Souvent même le facies est caractéristique. Toutefois on cherche en vain dans les ouvrages anciens quelque allusion à ce symptôme, ou la description même la plus courte d'un signe aussi manifeste. Le mot Nystagmus est évidemment assez moderne ; le temps ne nous a malheureusement pas permis de satisfaire le désir que nous éprouvions de rechercher à quel auteur doit revenir la priorité du mot avec son acception actuelle. Mais le fait, le symptôme, n'est lui aussi que signalé par les modernes, si nous nous en rapportons aux recherches que nous avons faites. Il ne possède pas encore de valeur assez scientifique, ou peut-être l'affection n'est pas encore assez élucidée pour qu'on lui accorde l'hospitalité des dictionnaires de la première moitié de notre siècle.

C'est au commencement de la seconde moitié du siècle que surgissent les premiers travaux originaux, et que les explications pathogéniques se succèdent rapidement avec chaque observateur nouveau. La question, une fois soulevée, les opinions une fois en présence, les recherches se répètent, malheureusement sans fournir jusqu'à présent aucun résultat absolument satisfaisant. Aujourd'hui même, nous allons bientôt le montrer, les hésitations persistent et la question demeure sinon pendante, du moins encore à l'étude.

Plusieurs théories, on le comprend, existaient, pour ainsi dire, à priori, toutes préparées. Dès qu'on eut constaté que les tremblements oscillatoires des yeux se montrent assez fréquemment dans un nombre relativement considérable d'affections oculaires, les explications étiologiques accoururent et se groupèrent aussitôt. Si l'on tient compte de ce fait, que la plupart des observateurs qui écrivirent sur ce sujet, s'en rapportaient aux malades qu'ils avaient eus sous les yeux, on comprend la divergence des opinions qui surgissent dès l'abord. Si nous ne considérons que l'historique de la question, nous pouvons, croyons-nous, diviser, au point de vue pathogénique général, les causes qui peuvent déterminer le nystagmus en plusieurs groupes :

1° Le *système nerveux* est atteint, que ce soit dans son fonctionnement le plus intime, comme dans les névroses, ou que ce soit dans une *région* plus ou moins limitée de l'appareil encéphalo-bulbaire, aussi bien que dans les nerfs périphériques en rapport avec l'appareil oculaire.

2° Le système *des muscles moteurs* de l'œil est primitivement frappé, les convulsions saccadées et régulières de ces muscles se rattachant, tantôt à l'hypertonie d'un des muscles dont la prédominance fonctionnelle convulse, en quelque sorte, le muscle antagoniste, tantôt au contraire à l'impotence ou à la faiblesse d'un des muscles moteurs oculaires impuissant à triompher de l'antagoniste normalement conformé.

3° Pour certains auteurs au contraire, c'est du côté de l'*appareil dioptrique* si complexe, qu'il faut porter ses investigations. Pour Stelwag von Carion (1) par exemple, le premier qui met en avant *les troubles de la réfraction* oculaire, le nystagmus apparaîtrait quand le malade fait effort pour fixer les objets.

4° A côté de cette théorie des défauts de réfraction, plaçons de suite l'opinion adverse, qui admettant l'existence de troubles dans l'appareil dioptrique de l'œil ne leur impute nullement le nystagmus. Ce phénomène devient au contraire avec Arlt (2), un *acte de nécessité*. Le nystagmus existe, d'après lui, dans l'intérêt de la vue. La rétine, pour quelque cause que ce soit, ne pouvant fonctionner comme normalement, reçoit coup sur coup, grâce à ces mouvements d'ordre réflexe, l'image que le malade cherche à percevoir.

On le voit, les théories sont multiples, et encore n'avons-nous mentionné que celles qui présentent quelque chose d'absolu. Elles nous mènent de 1855 à 1866. Détail qui nous a paru quelque peu intéressant, ces théories se sont succédé très-rapidement. C'est à la théorie nerveuse que l'on doit, si nous ne nous trompons, faire les honneurs de l'arène. Elle se présente la première dans le mémoire du Dr Schauenburg (3), qui en 1855, explique le nystagmus par une hyperkinésie des nerfs

<hr>

(1) Lehrbuch der pratischen. Augenheilkunde. Wien, 1861.
(2) Die krankheiten des Auges. Prag, 1863.
(3) Systematische uebersicht der nervenkrankheiten des Auges. Deutsche Klin. 2° (1855).

moteurs de l'œil retentissant sur les muscles auxquels elle imprime des convulsions cloniques.

Quelques années après lui, le Dr Nakonz (1859) (1) attribue au système nerveux central, la cause du nystagmus, il considère le phénomène comme une névrose absolument analogue à la chorée.

Enfin Decondé (1861) (2) se rallie à cette hypothèse, et considère le nystagmus comme une affection d'origine nerveuse. Il reconnaît cependant que dans certains cas, cette affection se rattache à des lésions plus ou moins graves de l'œil, datant de la vie fœtale ou de la première enfance.

A côté de ces explications théoriques puisant leur source dans le système nerveux, et presque au même moment, se présentaient les défenseurs du système musculaire.

Le professeur Bœhm (1857) (3), de Berlin, considérant l'état des muscles des yeux dans les cas de nystagmus, place dans le trouble fonctionnel *d'un seul muscle oculaire*, et principalement du droit interne, la cause de ces oscillations rhythmées. Quant à la cause efficiente, il distingue deux circonstances bien différentes ; tantôt il y a prédominance fonctionnelle d'un muscle, tantôt au contraire impotence plus ou moins marquée ; le résultat sera toujours le même : lutte inégale entre deux muscles antagonistes.

Dès 1861 l'hypothèse des troubles de la réfraction

(1) Ueber den Nystagmus. Arch. f. Ophth., v. p. 37.
(2) Archives belges de méd. milit., t. XXVII, 1861.
(3) Der Nystagmus und dessen Heilung. Berlin 1857.

apparaissait dans l'ouvrage de Stelwag von Carion (1). En 1867 le Dr Javal (2) signale le coïncidence fréquente de l'astigmatisme et du nystagmus, l'un étant la conséquence de l'autre d'après lui.

Telles étaient les théories en présence, lorsque parurent plusieurs travaux importants sur ce sujet. Leurs auteurs ayant cherché, comparé les faits, apportèrent de nouvelles lumières dans la question. Les observateurs les plus récents deviennent forcément séméiologistes.

C'est ainsi que le Dr Kügel de Bucharest (3), étudiant les causes du nystagmus, en fait une véritable sémiotique bien incomplète mais tranchée. Pour lui ce symptôme *peut* tenir à trois ordres de causes : tantôt c'est une *éducation vicieuse* de la vision qui a rendu la fixation centrale presque impossible.

D'autres fois c'est un *défaut de sensibilité de la rétine* qui est la cause de tout le mal.

Enfin dans d'autres circonstances, l'appareil musculaire est en jeu par suite d'une *faiblesse congénitale des muscles externes* de l'œil ; en même temps il y a une faiblesse plus ou moins marquée de l'accommodation.

De même pour le travail important du Dr Gadaud (4), le nystagmus, suivant cet auteur, doit se ranger au point de vue étiologique en deux grandes classes ; il peut être : 1° *symptomatique* d'une lésion nerveuse quelconque ; 2° ou bien au contraire être *simple* et dater de la nais-

---

(1) Loc. cit.
(2) Chap. Astigmatisme in Wecker, t. II, p. 834.
(3) Archiv f. Ophthalm. 1866, t. XII, p. 66.
(4) Etude sur le nystagmus. Thèse Paris 1869.

sance, ou être devenu le signe permanent d'une lésion de l'œil plus ou moins passagère et durable.

Il est vrai que Bright et Mackenzie avaient déjà signalé deux cas d'oscillations rhythmées des yeux, symptomatiques de lésions cérébrales. De même le Dr Lépine (1), notait en 1867 deux cas de nystagmus se produisant à l'occasion d'hémorrhagies méningées. Mais il faut rapporter au Dr Gadaud tout l'honneur des recherches si complètes faites par lui, pour expliquer le nystagmus symptomatique. Depuis la thèse remarquable à laquelle nous faisons allusion, la question du nystagmus symptomatique fit peu de progrès. Les observations difficiles à recueillir, très-rarement complétées par l'examen nécroscopique, ne sont pas encore assez nombreuses pour permettre un travail d'ensembe. Aussi nous contenteronsnous de renvoyer à notre étude symptomatique pour les détails historiques peu importants concernant ce point de notre sujet.

Depuis la thèse du Dr Gadaud, plusieurs observations intéressantes parurent dans les différents recueils scientifiques. Les indications thérapeutiques furent discutées, et les différents modes d'intervention diversement appréciés. La question d'ensemble du nystagmus fut reprise par quelques auteurs des plus compétents. Signalonsen effet les leçons du Dr Panas sur le nystagmus (2), celles encore inédites du Dr Abadie qu'il nous a très-gracieusement confiées. Enfin tout récemment paraissait une étude très-complète des Drs A. Graefe et Saemisch (3) sur

(1) Note sur deux cas d'hémorrhagie sous-méningée. Gaz. méd. de Paris 1867.

(2) Leçons sur le strabisme, etc. 1873.

(3) Handbuch der Gesammten Augenheilkunde 1876.

le nystagmus. Les observations détaillées des auteurs les plus autorisés, les hypothèses, les expériences même ont-elles établi nettement la pathogénie, les causes réelles, efficientes de ce phénomène ? telle est la question qui se présente inévitablement à l'esprit et que nous essaierons de résoudre.

II

Symptômes.

Etudié au point de vue symptomatique, le nystagmus est un phénomène qui peut se montrer dans des conditions assez différentes pour mériter une description particulière.

Nous pouvons admettre, avec la plupart des auteurs les plus récents, que ce phénomène se produit :

1° Dès la première enfance, tenant alors à différentes affections que nous énumérerons plus loin, c'est le nystagmus dit congénital ou *nystagmus optique de l'enfance.*

2° D'autres fois, cet accident n'apparaît qu'à un âge plus avancé : c'est à la suite d'une affection oculaire quelconque superficielle ou profonde, de cause générale quelquefois, mais toujours absolument caractérisée par ce fait : l'appareil dioptrique est en jeu. C'est le nystagmus optique des adultes ou *nystagmus acquis.*

3° Dans d'autres circonstances, il existe une affection du système nerveux se manifestant par un certain nombre de symptômes étudiés depuis peu. Le nystagmus survenant dans ces conditions est *symptomatique* d'une lésion de l'appareil encéphalo-médullaire.

4° Enfin on connaît depuis quelque temps, une variété

de nystagmus très-interessante: c'est celle qui se produit chez les *mineurs*. Il y a là un état pathologique complexe que l'on ne saurait trop étudier, et dont la cause est encore aujourd'hui mal déterminée.

Nous passerons successivement en revue les différentes formes du nystagmus. Mais auparavant nous croyons utile de décrire rapidement les symptômes communs à toutes les variétés, ceux, en un mot, qui appartiennent au nystagmus et le caractérisent.

Toutes les fois que le nystagmus existe, on peut constater des oscillations du globe oculaire. Ces oscillations sont importantes à bien connaître, elles sont rhythmées, c'est-à-dire, que dans un temps donné le mouvement qui se produit se répétera plus ou moins régulièrement et toujours le même. Ces oscillations peuvent être très-rapides ou très-lentes. On remarque souvent que la rapidité des globes oculaires est en rapport avec les impressions morales, plus ou moins vives, éprouvées par le malade. Souvent aussi, l'attention, la fixation d'un objet sont autant de conditions qui diminuent ou même font cesser le mouvement nystagmique. Toutefois nous verrons bientôt que ces mêmes conditions peuvent au contraire le faire naître ou l'exagérer.

L'amplitude des oscillations n'est, le plus souvent, nullement en rapport avec leur rapidité. Mais d'ordinaire les mouvements très-étendus sont plus lents à se produire pour une période de temps déterminée, que lorsque l'amplitude des oscillations est au contraire peu étendue. En d'autres termes, la fréquence des oscillations est ordinairement en raison inverse de leur amplitude.

Pour ce qui est de la direction des mouvements, le

nystagmus se présente le plus souvent horizontal : les deux globes oculaires se meuvent simultanément dans les deux sens opposés, l'un des yeux étant en abduction, pendant que l'autre est en adduction.

D'autres fois, et plus rarement peut-être, les oscillations se produisent dans le sens vertical : les deux yeux s'élèvent puis s'abaissent alternativement. Malgré cette apparente symétrie, on constate souvent que le mouvement est bien plus marqué pour un œil que pour l'autre.

Souvent aussi, le malade qui a conscience de la gêne qu'il éprouve trouve instinctivement une attitude spéciale presque toujours bien déterminée dans laquelle les oscillations cessent complétement ou à peu près, et ne gênent plus la faculté visuelle.

Mais les deux formes du nystagmus *horizontal* et *vertical* ne sont pas les seules. Fréquemment, en effet, l'oscillation se produit suivant une ligne oblique, quelquefois elliptique, et l'on assiste alors à la production du nystagamus *mixte*.

D'autres variétés peuvent encore se montrer. Que l'œil, par exemple, se meuve autour de son axe antéropostérieur et l'on aura une sorte de mouvement circulaire qui constituera la forme plus rare appelée *nystagmus rotatoire*.

En même temps que ces mouvements spasmodiques des yeux, il n'est pas rare de constater des oscillations peu étendues, mais souvent fort appréciables des paupières et de la tête. Mais ce signe n'est pas uniforme, il n'est même pas constant chez les quelques malades où l'on peut l'apercevoir. Certains auteurs avaient même voulu regarder ces oscillations assez rhythmées de la tête comme un mouvement instinctif de l'individu qui lutterait contre les contractions spasmodiques des muscles moteurs de l'œil et compenserait ainsi les tremblements involontaires de ses yeux.

Si l'on s'en rapporte à la thèse du Dr Gadaud, il ne serait pas rare de voir non-seulement dans les muscles de la tête et du cou, mais même dans les membres, ces mouvements choréiformes si fréquents pour l'orbiculaire des paupières dans les cas de nystagmus.

Un caractère intéressant à noter dans le nystagmus considéré d'une façon générale, c'est l'association des deux globes oculaires au mouvement produit. On retrouve le plus souvent, dans les trémulations rhythmiques des yeux les indices de la grande loi des mouvements associés. Ce n'est pas à dire pour cela que les observations de mouvements dissociés n'existent pas, mais leur rareté est digne de remarque. A. Graefe (1) rapporte un cas observé par Zehender dans lequel les mouvements d'un seul œil nystagmique se produisaient dans la direction verticale. Il cite lui-même l'observation suivante qui nous paraît intéressante à ce point de vue.

OBSERVATION I (Graefe).

Nystagmus unilatéral vertical. — Hypermétropie. — Strabisme convergent.

O. D. Strabisme convergent chez un enfant de douze ans, hypermétrope.

O. G. S $= 1$. O. D. S $= \dfrac{1}{2}$. Lorsque l'œil gauche fixe un point donné, l'œil droit subit des oscillations de faible amplitude, mais

(1) Loc. cit.

très-rapides. Ces oscillations augmentent quand on fait regarder
le malade avec cet œil dans une direction normale.

L'œil gauche ne présente pas le plus léger degré de nystagmus,
même lorsqu'en alternant avec l'œil droit, il devient lui-même strabique en dedans.

L'auteur ajoute qu'il a vu plusieurs fois des mouvements unilatéraux à peine sensibles combinés avec le
strabisme. Mais il déclare ne pas connaître de cas de
nystagmus unilatéral à direction horizontale.

Quant à la durée et à la forme du nystagme, nous devons ajouter que tantôt ce spasme musculaire oscillatoire est permanent, comme on le constate souvent chez
les nystagmiques de l'enfance ; tantôt temporaire, et
survenant à la suite de fatigues, d'efforts d'accommodation, sous l'influence d'une lumière trop vive, d'émotions
morales, etc.....

D'une façon générale le nystagmus cesse pendant le
sommeil normal ou anesthésique.

Telles sont les considérations préliminaires que nous
avions à présenter sur le nystagmus. Si nous entrons
maintenant dans le détail des formes habituelles, nous
voyons aussitôt certaines particularités plus frappantes
sur lesquelles nous croyons devoir insister.

A. Le *nystagmus de l'enfance* peut apparaître de très-
bonne heure. C'est d'ordinaire dès les premières années
de la vie que l'affection débute. L'observation suivante,
due à S. Wells (1), fort intéressante à plus d'un titre,
en est un exemple remarquable.

(1) Retinitis pigmentosa in two brothers in connexion with syphilis.
The Dublin quart. journ. of med., vol. LI, p. 290.

OBSERVATION II.

Il s'agit de deux frères atteints de rétinite pigmentaire. L'un d'eux présente en outre un nystagmus oscillatoire vertical, sans rotation ni déviation latérale. Ce nystagmus date de l'âge de deux ans, tandis que la rétinite pigmentaire s'était déjà manifestée par l'héméralopie.

Rétrécissement concentrique très-considérable du champ visuel, amblyopie. A l'ophthalmoscope, on trouve tous les signes de la rétinite pigmentaire. Les parents étaient consanguins.

Chez les enfants atteints de nystagmus, on trouve quelquefois un facies un peu spécial : face rosée, cheveux blonds, parfois tout à fait blancs, iris bleu ou peu coloré, etc... Quelquefois enfin albinisme complet. Enfin disons ici en deux mots qu'il existe fréquemment une lésion de l'œil qui a fort affaibli ou presque complètement détruit la faculté visuelle, et qui serait, dans un grand nombre de cas peut-être, congénitale.

Pour A. Graefe, le nystagmus dans ces conditions est remarquable à plusieurs titres, en particulier par l'hérédité manifeste du nystagmus sans transmission correspondante nécessaire d'une faible acuité visuelle.

La fixation voulue d'un objet déterminé, fait souvent disparaître le nystagmus. D'autres fois au contraire, comme nous l'avons déjà dit, cette même fixation fait naître le phénomène ou l'exagère.

L'affaiblissement de l'acuité visuelle frappant les deux yeux à peu près au même degré, est une condition très-importante dans la production du nystagmus. Cependant, les observations de lésion unilatérale datant de l'enfance et s'accompagnant de nystagmus double le plus souvent plus marqué du côté malade, ne sont pas rares.

Ces conditions pathologiques dans les affections oculaires de la première enfance sont bien dignes d'être remarquées. En effet le trouble visuel se produit dans les premières années de la vie, à un moment où la rétine, comme tous les organes, se développe et apprend à fonctionner. Les mouvements associés qui existent à l'état normal, et qui, pour certains auteurs, ne seraient que le résultat instinctif de l'habitude des efforts musculaires se coordonnent dans l'état physiologique; ils se règlent, pour ainsi dire, suivant l'expression du Dr Abadie (1). Il n'est pas irrationnel d'admettre que, dans les conditions morbides spéciales qui président à la marche des affections oculaires de l'enfance, les mouvements pathologiques deviennent puis demeurent associés. Enfin ils persistent et restent le plus ordinairement tels qu'ils étaient dès les premiers temps.

Dans les différents cas de nystagmus de l'enfance, on peut aisément distinguer deux formes assez dissemblables, sur lesquelles nous insisterons plus loin. Chez les uns, en effet, ce symptôme apparaît sans qu'il y ait eu, à proprement parler, d'affection oculaire appréciable, c'est le nystagmus *congénital* de l'enfance. Il faut rechercher, comme le conseille si judicieusement le Dr Javal, une affection de l'un des deux yeux, caractéristique d'un état pathologique de développement ou d'une altération nutritive des milieux de l'œil. D'autres fois au contraire, l'enfant dès son jeune âge, a été atteint d'une affection

(1) Leçons inédites.

oculaire qui a compromis plus ou moins profondément
son acuité visuelle ou la structure intime de son globe
oculaire. C'est alors le nystagmus *acquis* de l'enfance.

OBSERVATION III.

Nystagmus optique de l'enfance. — Cataracte polaire. — Staphylôme
des deux côtés. — Nystagmus congénital.

M. B..., 50 ans. Cataracte polaire antérieure à droite. Emmétropie. $V = \dfrac{5}{36}$ à $\dfrac{5}{24}$ Presbyopie de quatre dioptries.

O. G. Myopie de 1|2 $V = \dfrac{5}{36}$ à $\dfrac{5}{24}$ comme pour l'œil droit. Pres-
byopie de trois dioptries.

Des deux côtés staphylôme très-étendu et de forme irrégulière.
La papille offre une teinte grisâtre.

L'œil droit est légèrement dévié en dehors. On constate l'existence d'un nystagmus horizontal surtout marqué à droite. Mais les
oscillations des globes oculaires ne surviennent que lorsque la malade fixe un objet ou sous l'influence d'émotions morales.

Le nystagmus date de la première enfance.

L'observation suivante que nous devons à l'obligeance
du Dr Landolt nous paraît un des cas les plus nets de la
première des variétés de nystagmus optique de l'enfance.

Nous croyons pouvoir rapporter l'observation suivante
qui, rapprochée de la précédente, montre assez nettement les différences cliniques, au point de vue sympto-
matologique, aussi bien, comme nous le verrons, qu'au
point de vue pronostique :

OBSERVATION IV (personnelle) (1).

Nystagmus de l'enfance consécutif à une kératite. — Nystagmus
optique acquis.

Mme P... 36 ans. Aucun antécédent. Taie de la cornée de l'œil
droit consécutive à une kératite de l'enfance. Cette tache est assez
étendue et envahit un peu l'ouverture pupillaire.

(1) Clinique du Dr Landolt.

O. G. Myopie de cinq dioptries $V = \dfrac{15}{50}$

O. D. Compte les doigts à 50 centimètres.

Il existe un nystagmus horizontal surtout prononcé quand la malade regarde en dehors ou en dedans. Il est également prononcé dans les deux yeux.

A l'ophthalmoscope on ne trouve qu'un peu de choroïdite postérieure à peine accusée.

La malade refuse toute opération.

Comme nous l'avons dit, le plus ordinairement, le nystagmus de l'enfance est bilatéral, les mouvements sont associés, bien que fort souvent il y ait une prédominance marquée d'un côté. Toutefois dans certaines conditions encore mal déterminées, le nystagmus se montre unilatéral et persistant, comme nous le voyons dans l'observation suivante :

OBSERVATION V (Dr Zehender) (1).

Un cas de nystagmus oscillatoire vertical. — Nystagmus unilatéral.

Il s'agit d'une jeune fille qui, depuis sa première enfance, est atteinte de contracture et de paralysie des extrémités inférieures. Elle présente des oscillations régulières et rhythmées *dans un œil seulement.* Cet œil, par suite de circonstances inconnues, avait perdu presque complètement toute son acuité visuelle. Ces oscillations étaient surtout prononcées au commencement de la fixation et aussi quand la malade changeait la direction de son regard pour fixer un autre objet.

Les mouvements cessaient peu à peu quand l'œil restait fixé et tranquille ; mais ils reparaissaient plus tard. Les paupières, surtout

(1) Klin. monatsbl. f. Augenheilk, VIII, p. 112. 1870.

la supérieure, participaient facilement aux mouvements spasmodiques des yeux.

B. Le *nystagmus acquis* beaucoup plus rare existe cependant. Quelquefois, si l'on s'en rapporte au Dr Fano, il pourrait être volontaire. Tel est le cas d'un étudiant en médecine, dont parle cet auteur (1). Ce jeune homme pouvait à volonté provoquer chez lui l'existence du nystagmus. Il ne lui suffisait pour cela que de regarder fixement devant lui.

Le nystagmus acquis, peut être encore d'origine traumatique. Dans les cas assez peu nombreux publiés dans les divers recueils, on trouve tous les symptômes habituels du nystagmus ordinaire. Une des observations les plus remarquables à ce point de vue est celle publiée par le Dr Fano (2).

Il s'agit d'un employé de chemin de fer qui subit un traumatisme violent à l'épaule, à la suite duquel il éprouva des troubles de la vision. A l'examen de l'œil on constate un nystagmus à la fois horizontal et rotatoire, mais ces deux ordres de mouvements sont successifs et non concomitants.

On pratique la ténotomie de l'adducteur gauche puis du droit externe droit. Au bout de quatre mois le nystagmus a presque complètement disparu. Pendant la lecture qui se fait sans difficulté, les yeux conservent leur fixité absolue.

Cette observation que nous avons résumée, est caractéristique au point de vue étiologique. Les symptômes

(1) Traité des maladies des yeux, t. II, p. 660 1866.
(2) Union médicale 1868, p. 398.

observés ont leur importance, puisqu'on assiste à un double nystagmus tantôt horizontal et tantôt vertical. Malgré les ténotomies pratiquées, les mouvements oscillatoires n'ont pas disparu complètement.

Bien plus souvent le nystagmus acquis succède à des lésions inflammatoires produites à tout âge. Dans ces conditions, le symptôme peut apparaître très-rapidement, comme on le voit quelquefois à la suite de conjonctivites aiguës, de kérato-conjonctivites et d'ophthalmies purulentes. On pourrait penser avec certains auteurs que dans ces cas de nystagmus acquis consécutifs à des affections inflammatoires, il se produit des lésions musculaires rapides, fréquemment indélébiles. Le strabisme, qui accompagne si volontiers le nystagmus, est souvent aussi la conséquence de ces manifestations pathologiques.

D'autres fois ce sont des lésions rhumatismales musculaires ou nerveuses qui produisent le phénomène.

Enfin il n'est pas très-rare de voir le nystagmus apparaître à la suite d'affections oculaires profondes et chroniques : irido-choroïdite, rétinite, cataracte, etc....

L'observation qui suit nous a été communiquée par le Dr Landolt et nous a paru caractéristique. C'est un cas de nystagmus acquis consécutif à une névrite optique de cause inconnue :

OBSERVATION VI.

Nystagmus acquis. — Strabisme convergent par parésie du droit externe gauche. — Nystagmus horizontal. — Névrite optique. — Ténotomie. — Persistance du nystagmus.

Mme H..., 26 ans, se présente à la clinique du Dr Landolt. Elle offre un strabisme convergent par parésie du droit externe gauche.

En même temps il existe un nystagmus horizontal très-appréciable.

12 août 1876. A l'examen on constate :

$$\text{O. G. Hm} = \frac{1}{36}; \text{V} = \frac{15}{100}.$$

$$\text{O. D. Hm} = \frac{1}{36}; \text{V} = \frac{15}{70}.$$

Il existe fréquemment de la névralgie frontale. La malade a éprouvé, à deux reprises, des étourdissements. Les pieds sont habituellement froids ; elle éprouve souvent des engourdissements,

A l'examen ophthalmoscopique on constate l'existence d'une névrite optique à droite. Rien du côté gauche.

16 août. On s'aperçoit que l'œil gauche ne sert pas à la vision. L'œil droit était bon autrefois ; mais depuis quatre mois la malade a vu baisser son acuité visuelle, et *c'est à la même époque qu'est survenu le nystagmus.*

On examine de nouveau la malade et l'on trouve que l'acuité visuelle est la même à gauche et que l'hypermétropie égale $\frac{15}{200}$.

Mais à droite on peut déterminer l'hypermétropie. La vision est simple sous le verre bleu.

On ordonne : bromure de potassium, bains de pieds, verres fumés.

La malade n'a pas d'antécédents syphilitiques. Elle a un enfant de cinq ans bien portant.

Le 30. Même acuité visuelle. La papille est moins congestionnée.

$$7 \text{ septembre. O. D. V} = \frac{15}{100}.$$

$$\text{O. G. V} = \frac{15}{200}.$$

L'examen ophthalmoscopique pratiqué avec soin montre une congestion rétinienne marquée à droite. On ordonne des sangsues sur la tempe droite.

5 mars 1877. On pratique la ténotomie du droit interne.

Le lendemain le nystagmus persiste. La fonction de l'œil est bonne.

$$\text{O. G. V} = \frac{5}{24}.$$

$$\text{O. D. V} = \frac{5}{30}$$

Ravaud.

C. — *Le nystagmus symptomatique* peut se montrer dans le cours d'affections de l'encéphale et de la moelle.

Dans les maladies de l'encéphale, étudiées avec soin par Gadaud, jamais les lésions cérébrales n'occupèrent les régions frontales ou antérieures des hémisphères cérébraux. C'est presque toujours dans le lobe occipital qu'on les a constatées. Gadaud remarque que ce symptôme concomitant de l'ictus apoplectique s'est toujours montré accompagné de la rotation conjuguée des yeux, si bien étudiée par le Dr Prévost (1). D'ailleurs, ce symptôme est toujours passager et n'a jamais survécu à la déviation conjuguée des yeux (Gadaud). Enfin, jamais il n'y aurait dans ces cas diplopie ni strabisme. Comme le remarque justement le Dr Abadie (2), si l'on se reporte au travail du Dr Landouzy (3), on note dans un certain nombre d'affections cérébrales le nystagmus en même temps que certains troubles de la motilité des muscles de l'œil, et les lésions sont souvent constatées dans la région du *pli courbe*. Nous renvoyons à cette excellente thèse où les planches montrent clairement le siége des lésions. Est-ce là le point de départ du nystagmus symptomatique des lésions cérébrales ? Question délicate, que dans le cours de ce travail nous essaierons sinon de résoudre, au moins d'élucider dans la mesure de nos forces.

Un caractère important de cette variété de nystagmus, c'est qu'il est souvent très-passager. Il peut ne se mon-

---

(1) Thèse Paris 1868. Déviation conjugée de la tête et des yeux, etc.
(2) Loc. cit.
(3) Contribution à l'étude des convulsions et paralysies liées aux méningo-encéphalites fronto-pariétales, 1876. Thèse Paris.

trer qu'à certain moment, sous l'influence de la fixation dans un sens déterminé, et par conséquent, passer facilement inaperçu. Lorsqu'il ne se montre que dans une position peu habituelle des yeux, on comprend combien il est facile de le méconnaître.

Ces mouvements spasmodiques peuvent se montrer seuls, ce qui est fréquent, ou associés à des mouvements convulsifs épileptiformes dans les membres d'un côté, en particulier dans le membre inférieur, quelquefois dans les deux membres et dans la face.

Nous ne croyons mieux faire que de rapporter l'observation suivante dans laquelle, en même temps que des phénomènes de localisation cérébrale portant sur le membre supérieur principalement, on vit, la veille de la mort, apparaître des mouvements convulsifs des deux yeux. C'est un des cas les plus remarquables au point de vue anatomo-pathologique, car il montre la lésion dans le siége assez précis attribué aujourd'hui au centre des mouvements oculaires.

OBSERVATION VII (Andral) (1).

Hémiplégie débutant par des tremblements dans le membre supérieur. — Nystagmus tardif. — Abcès du cerveau.

Un homme âgé de 27 ans, charpentier, récemment traité à l'hôpital des Vénériens pour des chancres, ressentait depuis quelque temps, dans tout le côté droit de la tête, une sorte de pesanteur, plutôt qu'une véritable douleur à laquelle il avait à peine fait attention.

Le 18 décembre 1821, après avoir travaillé toute la journée, comme de coutume, il éprouva dans le membre thoracique gauche

(1) Clinique médicale, cité par Landouzy.

un tremblement assez fort. La main surtout était agitée par de mouvements continuels de flexion et d'extension.

Bientôt, tintements d'oreille, éblouissements, perte complète de connaissance. Cet état dure une partie de la nuit. Le lendemain 19, retour des fonctions sensorielles et intellectuelles. Les mouvements de la main gauche continuent. Rien du côté des membres abdominaux ni du membre thoracique droit.

Le 20, tout mouvement spasmodique disparaît, il reste seulement une gêne à gauche.

Le 21, persistance de ces commencements de paralysie.

Le soir le malade entre à la Charité.

Le 22, la main gauche est fléchie sur le poignet, ce qui est le résultat plutôt de la paralysie des extenseurs que de la contraction des fléchisseurs. Cette main paraît froide et engourdie. Mouvements de l'avant-bras gauche faibles. Rien à la face ni à la langue. Douleurs assez fortes dans toute la partie droite de la tête, s'exaspérant par intervalle sans augmenter ni diminuer par la pression.

Jusqu'au 25, même état, même traitement.

Le 26, face rouge, céphalalgie plus forte que jamais.

Le 27, persistance de la céphalalgie ; abolition des mouvements de l'avant-bras gauche et diminution de ceux du bras.

Le 31, vers dix heures du matin, délire avec agitation pendant toute la journée.

Le 1er janvier, dans la matinée, *les yeux égarés roulent continuellement dans leur orbite*. La tête est agitée par des mouvements continuels de droite à gauche et de gauche à droite. Le bras gauche soulevé retombe comme une masse inerte, les membres droits, au contraire, sont agités de petits mouvements spasmodiques brusques et fréquents qui augmentent dès qu'on les touche. Le membre abdominal droit en est exempt *quoi qu'il ne partage pas la paralysie du bras*. Le malade prononce à voix basse des propos incohérents. Cependant ses demandes sont justes quand son attention est fixée.

Pour la première fois, pouls fréquent.

Le 2, assoupissement. Le moindre attouchement reproduit les mouvements spasmodiques des membres droits. Pouls très-fréquent et petit. Dans la journée le coma augmente. Le soir paralysie du membre abdominal gauche. Mort.

Autopsie. — Arachnoïde de la surface supérieure des hémisphères cérébraux, surtout du gauche, fortement injectée.

Circonvolutions du *lobe postérieur de l'hémisphère droit aplaties*, offrant sous le doigt une sensation évidente de fluctuation. Une incision donne issue à un liquide verdâtre, inodore, de consistance crémeuse, un véritable pus semblable à celui qui s'écoule de beaucoup d'abcès phlegmoneux extérieurs. En prolongeant l'incision on met à découvert une *cavité* irrégulièrement sphéroïde, de capacité à loger un œuf de poule, située en dehors et en arrière du ventricule du même côté avec lequel elle ne communique pas. Elle est séparée de l'arachnoïde par une lame très-mince de substance cérébrale, et communique par une sorte de trajet fistuleux avec une autre cavité de la capacité d'une noix. La face interne de ces deux abcès et du trajet fistuleux qui les réunit est tapissée par une membrane mince, d'un rouge grisâtre, douce et lisse au toucher, se détachant facilement, par lambeaux, du tissu sous-jacent sur lequel elle ne semble en quelque sorte qu'appliquée.

Autour d'elle la substance cérébrale n'est ni injectée, ni plus molle ni plus dure qu'à l'ordinaire. Dans le reste de l'encéphale aucune altération notable.

D. *Nystagmus professionnel, nystagmus des mineurs.* Cette variété de nystagmus tout récemment décrite, à peine connue il y a quelques années encore, ne serait pas cependant si rare qu'on le pourrait croire. D'après A. Graefe (1), les anciens médecins n'en auraient jamais parlé, et c'est tout dernièrement que P. Schroter (2) le décrivit le premier. Graefe et Sæmisch en auraient observé dès 1873 un certain nombre de cas qu'ils rapportent dans leur mémoire. Le Dr Mooren en cite deux cas en 1874 (3). Enfin, la même année, le Dr Nieden publiait le résultat de ses recherches sur cette question (4).

(1) Loc. cit.
(2) Zehender. Clin. monatsbl. Jahrg 1871.
(3) Ophthalm. Mittheil. Berlin 1874.
(4) Ueber Nystagmus als Folgezustand von Hemeralopie 1874.

Le nystagmus des mineurs est remarquable à plus d'un titre. Tout d'abord, cet accident n'apparaît qu'à un âge dejà avancé alors que le mineur travaille depuis de longues années dans l'obscurité.

Si nous nous en rapportons du moins aux différentes observations publiées, il présente le plus souvent un certain nombre de troubles variés qu'on doit justement attribuer à l'anémie profonde dans laquelle il est tombé, et peut-être à l'intoxication déterminée par les gaz délétères qui se dégagent des mines. En effet, parmi ces malades, les uns souffrent d'hyperesthésie des membres supérieurs, de céphalalgie, de crampes dans les jumeaux, les autres de catarrhe bronchique, de nausées, de vomissements même. Ce sont pour la plupart des malades déjà assez sérieusement atteints.

Un autre caractère important de cette variété de nystagmus, c'est l'apparition du symptôme dans certaines conditions données. Dans la plupart des observations, c'est dans l'obscurité des galeries qu'éclate l'accès. Telle est l'observation XIV de Graefe et Sæmisch où l'on voit le malade être repris de nystagme chaque fois qu'il essaie de recommencer son travail interrompu par le premier accident.

D'autres fois, ce n'est pas tant pendant le séjour dans une obscurité plus ou moins profonde, qu'au moment où le malade passe de la nuit à la pleine lumière, que se montrent les mouvements spasmodiques dont nous parlons.

Mais d'une manière générale, on peut dire avec A. Graefe, Schroter et Nieden que le nystagmus des mineurs se montre par accès périodiques, principalement dans les lieux bas faiblement éclairés.

Un fait capital dans la symptomatologie du nystagmus dans ces conditions, consiste dans l'attitude spéciale et habituelle du regard, nécessaire pour produire les oscillations nystagmiques. C'est le plus ordinairement l'élévation avec rotation d'un côté, qui représente la position du globe oculaire favorable à l'apparition du symptôme.

De plus, tandis que dans le nystagmus ordinaire, le malade n'a presque jamais la notion du tremblement de ses yeux, ou tout au moins voit les objets immobiles et dans leurs rapports normaux, chez les mineurs, au contraire, les vacillements des globes oculaires sont ordinairement conscients. Le malade voit les objets osciller, danser pour ainsi dire devant ses yeux, et il en éprouve presque forcément un sentiment de malaise et d'étourdissement plus ou moins marqué.

L'observation suivante, rapportée en détail, est un exemple remarquable de l'influence de l'attitude sur la production du nystagmus, et en même temps sur les sensations éprouvées par le malade qui voyait osciller les objets tantôt dans un sens tantôt dans l'autre.

OBSERVATION VIII (Dr Noel) (1).

Nystagmus intermittent professionnel.

Louis P..., 22 ans, houilleur, jouit d'une excellente santé.

Appareil visuel. — Myopie $= \dfrac{1}{4}$ S $= \dfrac{10}{20}$.

Champ visuel conservé. — T. normale ; staphylôme postérieur

(1) Annales d'oculistique, t. LXXII. 1874.

double fort étendu ; arc de mobilité des yeux très-grand dans tous les sens.

Quand le sujet incline fortement la tête et qu'il se relève brusquement, les globes oculaires présentent, pendant trois ou quatre secondes, *des mouvements rotatoires très-rapides identiques à ceux du nystagmus rotatoire.* Si, restant debout, le sujet porte les yeux fortement en haut, il survient un nystagmus oscillatoire horizontal persistant aussi longtemps que les yeux restent dirigés en haut. Les sensations du malade répondent à ces deux mouvements. Dans le premier cas, les objets lui paraissent animés d'un mouvement circulaire ; dans le second, d'un simple déplacement latéral. Quand le sujet incline la tête quelques instants et se relève, les paupières fermées, la supérieure présente des mouvements cloniques pendant quelques secondes sans cependant que les paupières se séparent. Ces mouvements cloniques paraissent dus au releveur de la paupière supérieure.

Obligé par sa profession de mineur de se courber fréquemment, le malade se trouve considérablement gêné par son nystagmus.

Ce qui, outre le mode de production, indiquerait que l'affection a une origine cérébrale, c'est que ce jeune homme présente, à ce qu'il assure, des mouvements cloniques semblables dans les membres supérieurs, quand il est resté couché longtemps.

Les sensations vertigineuses ne sont pas rares et le mineur est fréquemment obligé, au moment de l'accès, de fermer les yeux pour ne point tomber.

Enfin les mouvements oscillatoires des deux globes oculaires qui se produisent dans les autres affections déterminant le nystagmus, suivant les règles des mouvements associés, ne sont pas toujours aussi bien réglementés dans l'affection dont nous parlons. A. Graefe rapporte une observation très-intéressante que nous donnons plus loin, dans laquelle le nystagmus se montrait suivant une ellipse horizontale pour l'œil gauche, tandis que pour l'œil droit il suivait une ellipse verticale. De plus, en même temps que l'œil gauche décrivait cette ellipse de gauche à droite, l'œil droit traçait la sienne de droite à gauche.

Ces mouvements peuvent donc être atypiques et s'éloigner des lois des associations motrices.

En résumé, on peut caractériser le nystagmus des mineurs de la façon suivante :

1° Il est professionnel.

2° Il n'apparaît qu'à un âge déjà avancé, chez des ouvriers mineurs travaillant dans les galeries depuis un temps plus ou moins long.

3° L'obscurité, le passage d'un lieu sombre à la grande lumière, sont des conditions favorables à l'apparition du nystagme.

4° Il se montre par accès, il est périodique.

5° Les sensations vertigineuses existent d'ordinaire, et tiennent à ce que, pendant l'accès, les objets paraissent eux-mêmes animés de mouvements rhythmés.

L'observation suivante, publiée par A. Graefe, est une des plus caractéristiques.

OBSERVATION IX (A. Graefe) (1).

Nystagmus des mineurs.

Bergmann, 49 ans. Jamais malade antérieurement. Dans le cours de l'été dernier, après un travail de plusieurs heures aux mines, il remarqua que tous les objets dansaient devant sa lampe, et lui paraissaient tellement mobiles que pour éviter le vertige il dut fermer les yeux. Quand il les rouvrit il put se mettre au travail.

Au bout de quelque temps le phénomème se représente. Le malade quitte la mine et tout se rétablit. Chaque fois que les jours sui-

(1) Handbuch der gesammten Augenheilkunde, par A. Graefe et Saemisch, obs. XIV.

vants, il tente de reprendre ses travaux, le même fait se renouvelle.

Mais l'abandon de sa profession ne suffit plus pour le guérir· Bientôt le nystagmus se représente dans l'obscurité et ensuite à la lumière.

Au bout de quelques jours tout a disparu, mais les accès revinrent bientôt jusqu'à dix ou quinze fois par jour et durèrent quelques minutes et même davantage. Rien d'anormal pendant les rémissions.

Au moment de mon premier examen, je remarquai que le nystagme se produisait surtout dans la fixation en haut, et que les mouvements étaient circulatoires. Le malade voyait tous les objets placés dans son champ visuel animés d'oscillations sitôt que le regard était dans cette direction. Il était obligé de s'appuyer contre une table ou de donner à son regard une autre direction pour ne pas tomber.

Les attaques duraient de une à deux minutes. Bien qu'elles survinssent parfois spontanément, je pouvais les provoquer en faisan regarder le malade fortement en haut.

Prescription. — Quinine, fer, liqueur de Fowler. Bromure de potassium, morphine et strychnine. Comme l'obscurité paraissait provoquer les attaques, on lui ordonna de rester plusieurs jours dans l'obscurité. L'action des courants galvaniques produisit une amélioration encore plus sensible, mais n'amena point la guérison.

III.

Diagnostic.

Dans la grande majorité des cas, le nystagmus est un symptôme tellement caractéristique par lui-même, qu'il suffit de le constater pour le reconnaître et ne point le confondre avec tout autre mouvement des globes oculaires.

Il va sans dire que les oscillations rhythmées lentes et irrégulières décrites souvent par les deux yeux chez une personne qui succombe au sommeil, ne peuvent être considérées comme des mouvements nystagmiques.

Le Dr Mettenheimer (1) n'a pas craint cependant de voir là une variété de nystagmus qu'il a désignée sous le nom de nystagmus physiologique.

Le Dr Gadaud rappelle qu'il arrive assez fréquemment à des malades atteints d'atrophie de la papille, d'être pris de mouvements involontaires des globes oculaires à la suite de l'examen ophthalmoscopique. La grande lumière projetée sur la rétine malade l'irrite sans doute et détermine des mouvements réflexes, analogues peut-être au phénomène du clignement des deux yeux.

Mais on peut voir encore, comme M. Bouchut l'indique avec soin (2), des malades chez lesquels l'œil ne peut rester en place, ni parvenir à fixer un point donné. Sans cesse agités par des contractions involontaires plus ou moins prononcées qui les déplacent, les globes oculaires sont alors d'un examen difficile, car la papille subit naturellement les mêmes évolutions. C'est une véritable ataxie oculaire, absolument comparable à l'ataxie des membres. Ces mouvements n'auraient rien de violent ; souvent même ils seraient peu appréciables à un examen superficiel. C'est principalement dans la période avancée de la paralysie générale progressive qu'on constate cette altération de la motilité oculaire. Ces oscillations ressemblent en somme aux tremblements qui agitent la langue dans la même maladie. Elles constitueraient un signe de folie prochaine.

Elles diffèrent donc des mouvements nystagmiques

(1) Schmedt's Jahrb, in Gadaud, Thèse.
(2) Diagn. des mal. du syst. nerveux, 1866.

par des caractères bien tranchés : dans le nystagmus tout est ordonné, limité, rhythmique, tandis que dans cette ataxie oculaire, il n'y a qu'irrégularité et désordre.

La question de diagnostic ne comporte donc qu'à peine la solution du problème : reconnaître le nystagmus. Le plus ordinairement, il suffit de regarder. Mais il est une autre question toujours intéressante, quelquefois fort délicate, et qui, à notre avis, doit se présenter plus souvent qu'on ne pense : c'est de ne pas laisser passer inaperçu le symptôme nystagmus, lorsque par suite tantôt de la rapidité des mouvements décrits avec une amplitude à peine appréciable, tantôt à cause du mode d'examen de l'œil, ce signe se montrera si peu marqué que l'observateur peut ne point l'avoir constaté.

Lorsqu'en effet, les mouvements sont très-rapides, et qu'en même temps ils déplacent à peine le globe oculaire, l'œil peut paraître fixe, pour peu que l'observateur ne recherche pas avec soin l'état de sa mobilité.

L'observation suivante, très-remarquable à plus d'un titre et que nous devons à l'obligeance de notre excellent ami le Dr H. Coursserant, nous a paru digne d'être rapportée entièrement ici à cause de la difficulté très-grande qu'éprouvèrent des observateurs très-expérimentés pour interpréter les phénomènes bizarres constatés au début. Nous reviendrons d'ailleurs sur cette observation qui présente l'histoire complète d'un nystagmus alternant :

Observation X (Dr Coursserant).

Nystagmus alternant des deux droits internes chez un hypermétrope
fort. — Mouvements très-rapides mais fort peu étendus. — Difficulté du diagnostic.

Le 17 décembre 1875, se présente à la consultation de M. le professeur Trélat, à la Charité, M. N..., employé de commerce, qui
désire être examiné à cause d'une diminution considérable de son
acuité visuelle.

C'est un homme vigoureux n'ayant jamais été sérieusement malade, et ne présentant aucune trace de syphilis. Après instillation
d'atropine dans les deux yeux, on pratique l'examen ophthalmoscopique qui révèle les détails suivants : les milieux de l'œil sont
parfaitement transparents des deux côtés et laissent voir le fond
de l'œil absolument normal. On constate une hypermétropie des
deux yeux.

Mais l'attention de l'observateur est rapidement frappée par une
sorte de vacillement très-rapide et continuel de l'image ophthalmoscopique. Nombreuses opinions furent émises aussitôt par ceux
qui examinaient le malade, pour expliquer ce phénomène qui paraissait bizarre, et qui était, ainsi qu'on va le voir, des plus simples.
En effet, quand on voulut, après cet examen, explorer la faculté
visuelle de ce malade, on ne tarda pas à s'apercevoir qu'il présentait du *côté droit* un nystagmus intéressant à étudier.

Le globe oculaire droit était animé de mouvements d'adduction d'une rapidité excessive et en même temps d'une étendue
si peu considérable qu'il serait difficile de l'évaluer ici d'une façon
précise. Il fallait fixer toute son attention sur l'œil droit pour ap-
précier ce phénomène.

Lorsque les deux yeux sont fixés sur un objet situé à deux pieds
du malade, *l'œil droit seul* présente ce mouvement incessant
d'oscillations ; l'œil gauche reste alors absolument immobile. Mais
si l'on vient à ce moment à boucher l'œil droit, le même mouvement convulsif se produit aussitôt dans l'œil gauche. Pendant ce
temps l'œil droit rendu à la lumière demeure à son tour dans un
repos absolu.

L'examen par les verres donnait (après l'atropine) :

pour $\qquad$ O.G. Ht. $\dfrac{1}{10}$ $\quad$ S $= \dfrac{16}{50}$

pour $\qquad$ O.D. Ht. $\dfrac{1}{12}$ $\quad$ S $= \dfrac{16}{30}$.

Nous voyons donc chez ce malade une différence de réfraction sensible avec diminution de l'acuité visuelle en rapport avec l'œil le plus hypermétrope. Le malade déclare de lui-même qu'il est obligé, pour son travail, d'exclure en grande partie son œil droit, non-seulement à cause du nystagmus qui s'y montre dans la vision binoculaire, mais encore en raison de la faiblesse qu'il a remarquée. Il n'a jamais eu recours à aucun verre correcteur, il n'a cependant jamais accusé les phénomènes douloureux si fréquemment éprouvés par les hypermétropes de son degré, après un travail de quelque durée.

A quelle cause pouvons-nous rattacher l'origine de ce nystagmus ? Etant donnée l'acuité différente de ces deux yeux, nous sommes amené à considérer cette adduction spasmodique de l'œil droit, dans la vision binoculaire, comme une habitude contractée par le malade pour exclure les images formées incessamment dans cet œil droit.

On prescrit au malade des verres appropriés. On l'avait engagé à travailler souvent avec son œil droit pour tâcher de remédier à cette perte de faculté visuelle éprouvée par cet organe. Nous le revîmes quelque temps après, il n'avait éprouvé aucune amélioration.

Le nystagmus peut donc, dans certaines conditions, être difficilement reconnu. Aussi devra-t-on toujours y songer, alors même que dans une attitude et dans des circonstances données, le malade ne présenterait pas ce symptôme. Nous faisons allusion à ces cas de nystagmus temporaire, intermittent, n'apparaissant qu'à certains moments ou bien plus souvent dans une position des globes oculaires déterminée par la fixation des objets sous un angle variable.

C'est ainsi que le malade dont parle Fano, qui pouvait

à volonté, en immobilisant son regard avec ou sans fixation d'un objet à une distance déterminée, n'était pas nystagmique à l'état habituel. De même aussi, dans le nystagmus professionnel ou nystagmus des mineurs, le phénomène apparaît le plus souvent, au début du moins, par accès ; c'est dans la fixation en haut que se montre d'ordinaire le symptôme. Nous ne croyons mieux faire que de rapporter ici l'observation suivante de A. Graefe (1) qui en est un exemple des plus frappants.

OBSERVATION XI.

Nystagmus des mineurs. — Nystagmus temporaire, intermittent.

R..., 46 ans, travaille depuis trente ans dans une mine de charbon. Souffre de nystagmus depuis un an environ. Il a éprouvé les premiers troubles hors de la mine, et aujourd'hui encore, les attaques sont plus intenses lorsqu'il sort du puits. Ce malade souffre de catarrhe bronchique, d'hyperesthésie des membres supérieurs, de crampes dans les jumeaux et de céphalalgie. Non alcoolique.

Les mouvements des globes oculaires sont circulaires ou ellipsoïdes. Dans la disjonction avec un prisme vertical, les mouvements de deux images avec un prisme d'adduction ou d'abduction. Dans la fixation monoculaire, les mouvements conservent le même type. Leur forme et leur durée sont les mêmes dans toutes les directions du champ visuel. *Ils se montrent plus aisément quand le malade regarde un objet fixé en haut, tandis qu'ils diminuent sensiblement lorsque le malade regarde en bas.* Instinctivement, il tourne la tête autour de l'axe horizontal et en arrière, et tient très-rapprochés les objets qu'il regarde.

Acuité visuelle normale. Emmétropie, insuffisance apparente du droit interne.

Malgré sa maladie cet homme continue ses travaux dans les galeries. Mais il est obligé de s'arrêter au moment où se montrent les mouvements rhythmés.

(1) A. Graefe et Saemisch. Loc. cit., obs. XV.

Nous ne faisons que signaler ici la difficulté diagnostique dans certaines conditions spéciales, où le nystagmus peut être *simulé*. Ces cas de simulation de nystagmus sont rares ; ils se rencontrent principalement parmi les jeunes conscrits qui espèrent ainsi échapper à la loi militaire. Nous devons dire que l'on a pu croire à l'existence de ce symptôme. Il y a donc un véritable intérêt pratique à reconnaître la fraude (1). Le Dr Gadaud insiste dans sa thèse sur la possibilité de cette erreur. Il suffit de rechercher le point de la fixation où cessent les oscillations rhythmées dans le plus grand nombre de nystagmus optiques : dans le cas de simulation, on ne retrouvera pas ce point, et les oscillations seront généralement plus étendues, moins régulières et mal rhythmées. Il importera seulement d'y songer pour éviter toute confusion.

IV.

Séméiologie.

Le symptôme qui fait l'objet de notre étude peut se rencontrer dans un nombre varié d'affections. Nous avons cru qu'il y aurait intérêt à réunir dans un chapitre spécial les considérations qui nous paraissent les plus importantes sur le nystagmus envisagé au point de vue de sa valeur séméiologique.

Toutes les fois que ce symptôme apparaît dans le cours d'une affection quelconque, ou peut affirmer que l'appareil optique est atteint, soit dans son fonctionnement

(1) Legrand du Saulle. Traité de méd. légale, p. 587.

intime (affections oculaires), soit dans les centres nerveux plus ou moins éloignés qui président aux mouvements des yeux. Il y a donc une importance considérable à pouvoir reconnaître et constater l'existence de ce symptôme, afin de l'interpréter et d'en tirer des données utiles au diagnostic et à l'intervention thérapeutique.

Que si, cherchant à établir d'une façon tout-à-fait générale les conditions dans lesquelles se manifeste ce signe, on veut l'étudier et le suivre partout où il se présente, on voit aussitôt que deux conditions bien différentes peuvent présider à l'évolution du phénomène.

Quelle que soit, en effet, la variété du nystagmus, qu'il soit horizontal, rotatoire, permanent ou temporaire, il faut savoir avant tout s'il est consécutif à un traumatisme ou s'il est spontané.

Nous pouvons donc admettre, au point de vue séméiologique, une grande et importante division du nystagmus qui différera notablement dans ces deux conditions si dissemblables :

1° Le nystagmus est consécutif à un traumatisme.

2° Il est spontané ; il faut alors en rechercher la cause, soit dans les altérations de l'œil, soit dans les affections matérielles du système nerveux central ou périphérique. Nous discuterons à ce sujet l'influence des névroses et des affections mentales admises par certains auteurs et que nous rejetterons pour la plupart.

§ I. NYSTAGMUS TRAUMATIQUE.

C'est le plus souvent à la suite d'un choc violent, porté sur les différentes régions du crâne ou de la face qu'apparaît, en même temps que certains symptômes plus ou moins importants, un nystagmus qui dure un temps variable.

Nous pouvons admettre deux circonstances dans les-lesquelles la valeur séméiologique du nystagmus traumatique sera considérable.

1° Si le nystagmus se montre accompagné ou non d'une plaie plus ou moins profonde du crâne, produite en général dans la région fronto-pariétale, et plus particulièrement de la région fronto-pariétale droite, s'il se complique en même temps de parésie plus ou moins marquée des membres du côté opposé à la lésion, on devra songer à l'existence d'une *lésion cérébrale* superficielle plus ou moins étendue intéressant la région pariétale des circonvolutions. Peut-être même pourra-t-on bientôt, lorsque les travaux contemporains auront bien délimité sur l'écorce cérébrale le siége des centres psycho-moteurs, et principalement, pour ce qui a trait à notre question, du centre moteur cortical des globes oculaires, affirmer que le nystagmus, apparaissant dans ces circonstances, est l'indice absolu d'une lésion traumatique des circonvolutions pariétales dans le voisinage du lobule du pli courbe (1).

Rappelons comme exemple deux observations qui,

(1) Localisations cérébrales. Charcot, Leçons, 1875.

pour nous, ont une valeur capitale à ce point de vue. Nagel (1) rapporte un cas de *fracture de la moitié droite du frontal*, dans laquelle l'œil éprouva aussitôt un mouvement étendu de rotation dans l'orbite. Malheureusement, pour la valeur de ce symptôme, l'auteur n'indique pas la terminaison de ce cas particulier.

La seconde observation que nous rapportons est la suivante, publiée et résumée par le Dr Cohn (2) :

OBSERVATION XII (résumé).

**Traumatisme. — Balle pénétrant dans la cavité crânienne.
Nystagmus horizontal.**

Il s'agit d'un homme qui reçut un coup de fusil dans la tête. La balle pénétra dans la *région frontale droite* et traversa l'os sous-jacent.

Ce traumatisme produisit un nystagmus très-marqué. Le nystagmus augmentait dans les déviations latérales des yeux, tandis que dans la position primaire il y a repos absolu.

Dans ces deux observations, mêmes lacunes, tant au point de vue de la symptomatologie qu'à celui de la terminaison. Quels étaient les symptômes concomitants du nystagmus? Que devinrent les malades?

Nous croyons qu'on ne saurait trop insister sur la valeur du signe nystagmus dans les cas de traumatisme du crâne. C'est une donnée utile, importante, selon nous, qui pourrait élucider certains points encore obscurs dans l'histoire des localisations cérébrales.

Quoi qu'il en soit, le nystagmus dans les traumatismes des régions latérales du crâne avec ou sans plaie,

(1) Jahresbericht, 3. Jahrg, in A. Graefe et Saemischt.
(2) Schussverletzungen des Auges. Erlangen.

devient à nos yeux un signe capital : il peut indiquer une lésion cérébrale, probablement corticale, siégeant au niveau du centre psycho-moteur présidant aux mouvements associés des deux globes oculaires.

2° D'autres traumatismes violents peuvent encore atteindre la tête dans toute autre région, et déterminer l'apparition du symptôme que nous étudions.

Si l'on voit, après un choc violent ayant surtout porté sur la face ou sur la région occipitale, le nystagmus apparaître en même temps que certains symptômes bulbaires (tels que paralysie faciale plus ou moins marquée, unilatérale ou double, etc.), si l'on voit en même temps une hémiplégie totale alterne ou du même côté que la paralysie faciale, avec ou sans troubles de la déglutition, de la phonation et de la respiration, on devra penser à une lésion traumatique du bulbe ou de la protubérance. La valeur du nystagmus sera considérable non-seulement pour le diagnostic, mais encore pour le pronostic puisqu'elle indiquera la mort inévitable.

L'observation de Waters, rapportée dans la thèse de Gadaud (1), en est un des meilleurs exemples et des plus probants.

Il s'agit d'un marin qui reçoit au côté gauche de la face un choc violent. Il présente aussitôt un nystagmus très-marqué en même temps qu'une difficulté considérable pour l'articulation des mots, une hémiplégie incomplète portant sur la face et les membres du côté droit. Température plus élevée du côté hémiplégique. Légère anesthésie. Dysphagie. Au bout de cinq heures, il veut se lever et retombe mort sur son lit.

(1) Loc. cit., 2 p 3

A *l'autopsie*, on constata l'existence de deux déchirures au niveau du bulbe, la première intéressant le corps restiforme droit et s'étendant inférieurement jusqu'à une très-faible distance du sillon médian du quatrième ventricule. Extérieurement, elle s'étendait jusqu'à l'origine de la huitième paire, elle gagnait l'origine superficielle du glosso-pharyngien et des nerfs pneumogastriques. La seconde déchirure était située juste au-dessous et à droite du bec du calamus scriptorius; la pyramide postérieure était divisée.

Il y avait donc, dans cette observation que nous venons de résumer rapidement, une véritable expérience pathologique pratiquée par le traumatisme sur le bulbe. Nous trouvons là un fait absolument analogue aux cas observés par M. le professeur Vulpian sur les chiens mis en expérience, où le nystagmus se montre souvent à la suite de plaie du bulbe (1).

L'observation de Fano que nous avons rapportée dans notre symptomatologie, et où l'on voit un nystagmus se montrer après un traumatisme et constituer tous les phénomènes consécutifs à un coup reçu sur l'épaule, est une rareté clinique et nous n'avons pu trouver dans nos recherches aucune observation comparable. Faut-il admettre dans ce cas une lésion nerveuse méconnue? Doit-on croire plutôt à une affection oculaire très-minime qui serait passée inaperçue? L'acuité de la vision chez ce malade n'avait rien perdu, il n'y avait point de signe de paralysie d'un nerf moteur oculaire. Nous

---

(1) Vulpian. Recherches expérimentales. Mém. de l a Soc. de Biologie 1861.

croyons donc, en face de ce fait, qu'il vaut mieux attendre d'autres observations pour conclure.

En résumé, nous pensons pouvoir dire que, dans la grande majorité des cas, lorsque, après un traumatisme, le nystagmus apparaît, on doit craindre une lésion profonde des centres encéphalo-médullaires et porter un pronostic des plus graves.

§ II. NYSTAGMUS SPONTANÉ.

Bien plus fréquent que le nystagmus traumatique, celui qui se produit en dehors de tout accident peut être considéré comme un symptôme des plus importants. Dans certaines affections, c'est un signe que l'on devra toujours rechercher avec soin, car, à lui seul fréquemment, il suffira pour confirmer un diagnostic encore hésitant, et quelquefois il pourra contribuer à établir un pronostic des plus sérieux ou des plus favorables.

Le *nystagmus spontané* peut se manifester dans trois ordres d'états pathologiques bien différents.

Tantôt, en effet, c'est un symptôme qui se produit en dehors de toute affection oculaire. Il existe un certain nombre de phénomènes qui caractérisent plus ou moins nettement une affection du système nerveux : C'est le *nystagmus d'origine nerveuse.*

D'autres fois, au contraire, on constate par l'examen des yeux que le nystagmus n'est qu'une manifestation d'une lésion oculaire quelconque. On peut retrouver des troubles datant d'une époque plus ou moins éloignée; l'appareil dioptrique en est le point de départ :

l'observateur se trouve en présence d'un *nystagmus optique.*

Ou bien enfin il peut se rattacher à une profession, à l'état habituel d'un individu soumis à une cause particulière qui déterminera l'apparition du symptôme au bout d'un temps plus ou moins long : c'est le *nystagmus professionnel* qu'on trouve chez les mineurs, et qu'on pourrait rencontrer, d'après certains auteurs, le Dr Wells entre autres, chez les saturnins.

Ce n'est pas à dire pour cela que, dans certains cas, le diagnostic des variétés que nous établissons ne soit très-difficile. De même aussi, comme nous le verrons plus loin, le nystagmus nerveux peut passer absolument inaperçu. Enfin, dans quelques conditions spéciales, le même malade peut offrir en même temps des accidents nerveux et des manifestations morbides du côté de l'appareil oculaire.

Quoi qu'il en soit, nous étudierons séparément, en les différenciant absolument, le nystagmus nerveux, le nystagmus optique et le nystagmus professionnel.

A. *Nystagmus d'origine nerveuse.*

Quand le nystagmus se présente en dehors de toute affection oculaire, il faut chercher du côté du système nerveux : on trouvera probablement alors un état pathologique plus ou moins bien caractérisé. Le nystagmus d'origine nerveuse, que nous appellerions volontiers *névropathique,* peut toutefois se montrer dans deux grands groupes d'affections de l'axe encéphalo-médullaire.

Aussi établissons-nous d'abord une distinction importante suivant que :

1° Le nystagmus apparaît accompagné de *manifestations encéphaliques*.

2° Il se produit au contraire pendant le cours d'*affections médullaires*.

I. NYSTAGMUS D'ORIGINE ENCÉPHALIQUE. — Ce nystagmus revêt à nos yeux une valeur capitale dans un petit nombre d'affections aigües ou chroniques de l'encéphale.

Les conditions dans lesquelles il peut se montrer différent assez pour que nous le considérions tour à tour en trois états bien distincts :

1° Le nystagmus se produit subitement (état apoplectique). 2° Il est chronique comme les maladies qu'il accompagne. 3° Il coïncide avec des troubles intellectuels variables, et avec des affections générales du système nerveux.

a. — *Nystagmus subit*. — Le nystagmus se montre dans le cours d'un état apoplectique plus ou moins prononcé. L'affection du système nerveux se produit subitement ainsi que le nystagmus qui en est un des signes importants.

Toutes les fois que, dans le cours d'une attaque apoplectique, qu'il s'agisse d'une hémorrhagie ou d'un ramollissement du cerveau, le nystagmus se montrera en même temps qu'une hémiplégie plus ou moins complète, siégeant principalement à gauche et s'accompagnan d'une diminution de la sensibilité ou même d'anesthésie de la moitié du corps paralysée, on pourra songer à l'existence d'une lésion de la substance cérébrale occupant probablement la région sphéno-temporale de la couche corticale.

Ce diagnostic deviendra encore plus probable lorsque, en même temps que le nystagmus, on pourra constater une déviation de la tête avec rotation conjuguée des yeux du côté de la lésion.

Un des exemples les plus frappants que nous puissions rapporter est le cas observé par Merckel (1), dans lequel le nystagmus se montrait à chaque pause respiratoire. Ce nystagmus horizontal affectait les deux globes oculaires. Le malade souffrait d'une endocardite rhumatismale. Il mourut, et à l'autopsie on trouva une embolie de l'artère sylvienne. Rappelons ici que, d'après les recherches de Duret (2), c'est la quatrième branche de la sylvienne qui fournit au lobule du pli courbe et au pli courbe, régions que nous avons vu, dans le nystagmus traumatique, être atteintes le plus fréquemment.

Toutefois, il est un groupe d'affections peu nombreuses, très-rares, qui pourraient dans un cas difficile fausser complètement le diagnostic. Nous voulons parler des lésions hémorrhagiques ou nécrobiotiques atteignant le bulbe. Un malade se présentant atteint *subitement* de nystagmus qui offrirait, en même temps qu'un certain embarras de la parole, un peu de gêne des mouvements de la langue et de la mastication, de l'affaiblissement d'un ou des deux membres supérieurs, devrait faire penser à l'existence d'une lésion grave du bulbe ou de la protubérance.

(1) Refer in Zehender's Klin. monatsbl. Jahrg 1872.
(2) Sur la circulation de l'encéphale. Archives de physiologie 1871

Le Dr Hallopeau, dans sa thèse d'agrégation (1), rapporte deux cas remarquables, l'un de ramollissement bulbaire et l'autre d'embolie du tronc basilaire. Le nystagmus dans les deux cas apparut et aida à confirmer le diagnostic.

Le nystagmus peut encore se montrer dans le cours d'une affection aiguë de l'encéphale ou de ses enveloppes.

Chez un malade atteint de fièvre s'accompagnant de céphalalgie, de vomissements avec un ventre en bateau, si l'on constate du nystagmus unilatéral ou double on pourra penser à une lésion corticale du cerveau en rapport avec des altérations graves déterminées par la méningite tuberculeuse. On devra aussitôt, pour confirmer, ou mieux pour compléter ce diagnostic, examiner avec soin l'état des membres tant au point de vue de la motilité que de la sensibilité.

L'observation rapportée dans la thèse du Dr Gadaud (2) et due à Rilliet et Barthès nous paraît confirmative de ce fait. Il s'agit d'un enfant de deux ans, tuberculeux avéré, qui est pris subitement de *convulsions du globe oculaire* droit ainsi que de trismus. La sensibilité du côté droit est abolie non-seulement sur la peau mais même sur la conjonctive et la narine droites. La mort arriva au bout de sept heures. A l'autopsie, on trouva des groupes de tubercules miliaires entourés de pus concret *en arrière et en avant de l'hémisphère gauche*, plus trois gros tubercules dans le lobe droit du cervelet.

Les détails de ce fait ne nous paraissent nullement

(1) Paralysies bulbaires 1876. Thèse agrég.
(2) Loc. cit., p. 14.

précis. Au point de vue de la localisation de la lésion, la relation anatomo-pathologique laisse trop à désirer.

Toutefois, nous trouvons dans la thèse du Dr Pivent (1) une observation un peu plus explicite et dans laquelle on a noté les convulsions des yeux et des membres. Aussi croyons-nous devoir la rapporter :

OBSERVATION XIII.

Méningite tuberculeuse.— Paralysie partielle momentanée.

D... (Alexandrine), entrée à l'hôpital le 25 avril 1851 ; elle occupe le n° 16 de la salle Sainte-Anne. Elle est âgée de 3 ans et paraît forte et bien constituée. Ses parents jouissent d'une bonne santé habituelle. Elle entre pour une diarrhée s'accompagnant d'un peu de toux et de fièvre assez intense. 120 à 125 pulsations. Elle reste dans cet état jusqu'au 30 du même mois.

Le 30, au soir, la malade est prise de vomissements s'accompagnant de cris caractéristiques et de convulsions générales. Nous la trouvons le 1er mai, à la visite du matin, dans l'état suivant : elle est renversée en arrière de manière à représenter presque une demi-circonférence. La face est pâle, les yeux fermés, la respiration haute et irrégulière ; les pupilles sont dilatées mais mobiles. Il y a une roideur considérable de tout le corps. On soulève le malade tout d'une pièce dans la position qu'elle occupe. Cette tentative est immédiatement suivie de *convulsions dans les yeux*. La respiration se suspend complètement au point que l'on craint de voir la malade succomber. On lui fait respirer un peu d'éther. Sa face d'une pâleur cadavérique se colore subitement et la malade revient à elle. En même temps la roideur tétanique cesse et les membres tombent dans le relâchement. On constate alors que la sensibilité est conservée partout, mais que le bras droit est paralysé du mouvement avec conservation de sa sensibilité. Le poul marque 84. Sous la pression du doigt la tache méningitique apparaît rapidement Potion gommeuse, calomel.

Le vendredi, 2 mai, les convulsions ont continué toute la journée

(1) Meningo encéphalite, obs. XI. Thèse Paris 1852.

d'hier ; elle en a une sous nos yeux et l'on remarque que le bras droit paralysé hier y participe et s'agite comme le gauche. *Les pupilles sont très-dilatées et oscillantes.* Le coma commence à remplacer l'agitation. Il y a un peu de toux ; perte de connaissance à peu près complète.

Samedi, 3. La journée d'hier s'est passée en convulsions et somnolence. Le pouls est filiforme. La malade meurt dans la journée dans une agitation convulsive

A l'*autopsie* on trouve toutes les lésions de la méningite tuberculeuse que nous ne répèterons pas ici, mais rien qui puisse expliquer la paralysie, ni foyer apoplectique, ni tubercules dans la substance cérébrale. La moelle était saine. Tous les organes farcis de tubercules, tous à l'état miliaire sans cavernes ni ramollissements.

B. Nystagmus chronique. — Lorsque l'affection pour laquelle se présente le malade ne s'accompagne que de troubles lents et progressifs, c'est-à-dire, quand il s'agit d'une affection chronique de l'encéphale, le nystagmus revêt encore une valeur considérable dans un certain nombre de lésions.

Lorsqu'en absence de toute affection mentale, le nystagmus se présente comme signe concomitant de symptômes plus ou moins caractéristiques, souvent hémiplégiques, on peut affirmer l'existence d'une lésion matérielle intra-crânienne. Cette lésion peut, comme nous allons le montrer, tantôt comprimer l'encéphale ou les nerfs moteurs oculaires qui se détachent de sa face inférieure, tantôt au contraire transformer ou altérer profondément la substance nerveuse dans des régions assez limitées et dans une étendue plus ou moins considérable.

Dans tous ces cas le nystagmus est dit symptomatique. Mais nous verrons quelle importance il peut acquérir quand il s'agit d'établir le diagnostic du siége de l'altération.

Quel que soit l'âge du malade et quelque variables que soient les conditions dans lesquelles il est apparu, le nystagme va se montrer dans deux conditions un peu différentes et nous pouvons le regarder tantôt comme une véritable *convulsion* tantôt comme un *tremblement*.

En effet, il peut représenter un accident convulsif passager plus ou moins fréquent. Que les attaques qu'il contribue à caractériser soient rapprochées ou rares, de longue durée ou très-rapides, peu importe : le nystagmus est un *phénomène convulsif*.

Il peut apparaître chez l'enfant ou chez l'adulte : l'observation suivante est un exemple remarquable de nystagmus convulsif passager, datant de l'enfance.

OBSERVATION XIV (Maisonneuve] (1).

Epilepsic hémiplégique droite. — Attaques annoncées par des convulsions de la main droite puis de l'œil droit. — Nystagmus convulsif transitoire, unilatéral, à droite.

Nicolas G..., âgé de 23 ans, d'une constitution robuste, fut le fruit d'une union illégitime. Abandonné par ses parents, dès le moment de sa naissance, et déposé aux Enfants-trouvés. On le mit en nourrice à la campagne. A neuf ans, il était si fort que les parents qui l'avaient élevé l'envoyaient conduire des bœufs. Un jour, un de ces animaux l'ayant poussé contre une muraille avec ses cornes, lui fractura deux ou trois fausses côtes. Trois ou quatre jours après cet accident il devint épileptique.

Caractères de l'accès. — Il sent les approches un quart d'heure d'avance par une convulsion de la main droite qui s'engourdit. *L'engourdissement monte à l'œil droit qui entre aussi en convulsions.*

(1) Maisonneuve. Recherches et observations sur l'épilepsie. in Landouzy, Loc. cit. p. 40.

Alors perte de connaissance, chute s'il n'est soutenu, roideur du corps et des membres agités en même temps par un tremblement ; écume à la bouche.

Cet état dure un demi quart-d'heure, mais se renouvelle trois ou quatre fois dans le jour. Dans les intervalles de ces accès, la main droite est agitée constamment de mouvements convulsifs.

D'un jour d'accès à l'autre, ce jeune homme jouit d'une bonne santé.

Le nystagmus convulsif de l'enfance, symptomatique, à nos yeux, d'une lésion quelconque ayant détruit ou transformé une partie de la pulpe cérébrale, peut être permanent. Il peut, comme dans l'observation suivante, persister en même temps qu'une hémiplégie durable accompagnée de rétractions musculaires, indice à peu près certain d'une lésion de la capsule interne ou de la zone psycho-motrice (Charcot), où nous trouvons précisément le centre des mouvements des globes oculaires.

Nous avons recueilli l'observation suivante dans le service de M. le professeur Charcot, qui l'a mise à notre disposition avec la plus grande bienveillance. Nous avons pu étudier la malade qui en fait le sujet, et M. le Dr Landolt a bien voulu nous communiquer le résultat de son examen ophthalmoscopique.

OBSERVATION XV (personnelle).

Nystagmus permanent de l'enfance symptomatique. — Hémiplégie gauche persistante avec rétractions musculaires.

J... (Augustine), âgée de 23 ans, hospice de la Salpétrière, salle Sainte-Reine, service de M. le professeur Charcot.

Est entrée a Salpétrière à l'âge de 9 ans, 1863.

Convulsions à l'âge de 8 mois. Début des attaques d'épilepsie à l'âge de 3 ans. Elles ont duré jusqu'à l'âge de 12 ans 1/2. La dernière attaque a eu lieu le 12 janvier 1867. La malade prenait du bromure depotassium. Depuis trois ans environ les attaques avaient diminué de fréquence avant de le supprimer. La malade avait de grandes attaques et des vertiges, les unes et les autres précédées d'aura. Elles surviennent surtout pendant le jour ; vingt ou trente attaques par mois.

Vertiges, sensations bizarres de la jambe paralysée qui se fléchit et devient douloureuse. Le membre supérieur gauche est plus mince que le droit. La peau est rugueuse. Extension du coude difficile. Flexion facile. Main fléchie à angle droit en pronation. Abduction volontaire impossible. La malade boîte légèrement. Le membre inférieur gauche est plus petit que le droit. Un peu de douleur dans la jambe et le pied. Fourmillements, soubresauts qui font sauter la jambe gauche. Rien dans la droite. La moitié gauche de la face est beaucoup plus petite que la droite. Langue non déviée. La sensibilité paraît intacte.

Nystagmus permanent depuis l'âge de 8 mois, à la suite des convulsions. Il est horizontal et rotatoire, surtout prononcé dans l'adduction et l'abduction extrêmes, moins prononcé dans la position primaire.

L'*œil droit* dévié en dedans, fixe avec un point situé en dedans de la macula. Compte les doigts à deux mètres en se dirigeant fortement en dedans. Dans cette position l'œil reste immobile et le nystagmus disparaît.

Œil gauche. — Compte les doigts à 6 mètres en restant sur la ligne médiane. Il est alors animé de tremblements oscillatoires.

A l'ophthalmoscope. O. D. Nerf optique petit, de forme irrégulière. Excavation centrale physiologique. Staphylome postérieur.

O. G. La forme de la papille ressemble à celle de l'œil droit. Staphilome à peine marqué. Hyperémie veineuse à droite et à gauche.

Nous pouvons rapprocher de cette observation intéressante le cas suivant relaté par Cotard (1) dans lequel une jeune fille de 21 ans présentait depuis l'âge de dix mois un nystagmus permanent horizontal. A cette époque

(1) Etude sur l'atrophie partielle du cerveau. Paris, Thèse 1868.

elle avait été prise de convulsions qui laissèrent après elles une hémiplégie gauche persistante. A l'âge de 21 ans, époque à laquelle elle fut amenée à Lariboisière, où M. Charcot l'examina, elle offrait une hémiplégie avec atrophie du membre supérieur gauche, avec contracture et rétractions musculaires. Le membre inférieur immobilisé dans l'extension absolue permettait la marche. Les yeux microphthalmiques sont agités par un nystagmus continuel et la malade prétend ne rien voir. A l'ophthalmoscope, on trouva une papille saine, mais une tache blanchâtre atrophique, parsemée d'amas pigmentaires, occupait des deux côtés presque toute la moitié inférieure du fond de l'œil.

Le malade mourut d'une fièvre typhoïde et l'on trouva l'hémisphère cérébral droit notablement plus petit que le gauche, et l'hémispbère gauche du cervelet atrophié.

Cette lésion de l'enfance, qu'on rattachera peut-être à une altération vasculaire, avait atteint les régions motrices corticales du cerveau. Aussi ne nous étonnerons-nous pas de voir le nystagmus parmi les symptômes accusés par la malade.

Le nystagmus unilatéral ou double, permanent ou transitoire, accompagnant des convulsions, est donc symptomatique d'une lésion encéphalique.

Il peut se montrer en même temps qu'une hémiplégie lente et progressive ; alors encore il aura la même valeur diagnostique : lésion encéphalique chez un enfant.

Telle est l'observation suivante où l'on trouve, en même temps qu'une hémiplégie droite progressive, un nystagmus bilatéral s'accompagnant d'exophthalmie de l'œil gauche.

Il existait une tumeur de la base du cerveau qui avait déterminé, en même temps que le nystagme, une paralysie du nerf moteur oculaire commun gauche.

OBSERVATION XVI (Ebstein) (1).

Tumeur cérébrale gauche. — Nystagmus bilatéral. — Exophthalmie gauche. — Paralysie du moteur oculaire commun correspondant.— Hémiplégie droite.

Marthe S..., 2 ans 1/2, amenée le 14 janvier 1867 à la clinique du professeur Forster. Cette enfant s'est très-bien portée jusqu'à la fin de la seconde année. A cette époque, faiblesse progressive dans la jambe et le bras droits. Bientôt la marche devient impossible. On remarque un nystagmus des deux yeux et une exophthalmie de l'œil gauche qui remonteraient à un mois environ. Les muscles droit interne, supérieur et inférieur de cet œil sont paralysés. Quelques mouvements en dehors sont encore possibles. Hémiplégie droite à l'exception de la face.

La mère signale bientôt, sous l'influence du traitement par l'iodure de potassium, une amélioration notable. L'enfant peut porter la main à la tête. Puis les phénomènes reparurent à peu près les mêmes. L'enfant devint peu à peu apathique et enfin tomba dans le coma.

Le 8 mars, fièvre, 112 pulsations. Légères convulsions dans la jambe et le bras droits. Mort le 10 mars dans cet état avec redoublement de convulsions.

Autopsie. — Les nerfs optiques, l'infundibulum, les tubercules mamillaires, la lame criblée postérieure sont englobés dans une matière jaunâtre de consistance gélatineuse. Parties moyennes du cerveau ramollies jusqu'à la diffluence.

La couche optique gauche très-irrégulière est transformée en une tumeur de forme conique à sommet dirigé en haut. Cette tumeur est dure, résistante, blanche à la coupe, avec de nombreux petits foyers caséeux de la grosseur d'un grain de chènevis. Dans l'hémisphère gauche du cervelet autre tumeur de la grosseur d'une cerise, également dure et parsemée de noyaux caséeux.

(1) W. Ebstein, de Breslau. Arch. für Heilkunde 1868. In Gadaud. Loc. cit , p. 137.

Ravaud.   5

L'examen microscopique détermine la nature du néoplasme . sarcome à cellules fusiformes avec quelques points limités de sarcome à cellules rondes.

Chez l'adulte, le nystagmus convulsif emprunte un caractère important. La valeur séméiologique devient capitale.

Toutes les fois que, chez un malade présentant depuis quelque temps des phénomènes nerveux plus ou moins bien marqués : affaiblissement d'un membre, mouvements convulsifs, céphalalgie, vertiges, vomissements, si le diagnostic hésite encore, dès que le nystagmus apparaîtra, ou pourra en déduire presque à coup sûr l'existence d'une tumeur intra-crânienne ; le nystagmus sera symptomatique.

Toutefois ici il faut considérer deux catégories de faits : tantôt on trouve en même temps que le nystagmus, des paralysies des moteurs oculaires ou des troubles de l'acuité visuelle, amblyopie, amaurose rétinienne ; dans ces conditions le nystagmus est plutôt un nystagmus paralytique, mais il n'en est pas moins symptomatique. La lésion est alors basilaire ; il ne reste plus qu'à en rechercher la nature.

L'observation suivante, que nous avons recueillie à la clinique du Dr Meyer, est un exemple remarquable de nystagmus symptomatique d'une lésion basilaire.

OBSERVATION XVII (personnelle).

Nystagmus symptomatique. — Paralysie spécifique de la troisième paire. — Traitement spécifique. — Guérison.

Desnoix, 43 ans, se présente à la clinique du Dr Meyer, le 12 mars 1877. Il est atteint d'une paralysie de la troisième paire datant de trois mois. Le releveur de la paupière supérieure, le droit interne, le droit inférieur, le sphincter de l'iris et le muscle de l'accommodation sont paralysés. En même temps que le strabisme divergent facilement expliqué par la contracture du muscle droit interne, on constate un *nystagmus horizontal.*

Le malade se plaint en outre de maux de tête fréquents, d'étourdissements. On soupçonne une affection spécifique.

> O. D. — 1m 50, lit le no VI.
> O. G. — 2m   lit le n° VI difficilement.

On ordonne : frictions avec onguent napolitain, électricité avec courants continus.

22 mars. Dix jours après nous revoyons le malade. Il y a déjà une amélioration notable pour le relever de la paupière supérieure. Le droit interne et le droit inférieur fonctionnent mieux.

Le *nystagmus* a considérablement diminué et ne se montre plus aujourd'hui qu'à la suite de fixation prolongée.

10 avril. Le nystagmus a presque complètement disparu. On a beaucoup de peine à le retrouver.

(Le malade doit être suivi.)

D'autres fois, au contraire, le nystagmus existe plus marqué en général d'un côté. Il a été précédé le plus ordinairement d'accidents hémiplégiques progressifs ; l'hémiplégie porte souvent sur la sensibilité, en même temps que la motilité est principalement diminuée ou même abolie dans un membre où les accidents prédominent. Enfin, il y a eu, à plusieurs reprises, des attaques épileptiformes ou même des accès épileptiques plus ou moins généralisés.

Le nystagmus indique alors une altération siégeant au niveau de la région motrice de l'écorce cérébrale ou atteignant le tissu même du cerveau qu'elle a transformé. C'est le plus ordinairement dans la partie postérieure de l'hémisphère cérébral, sur les confins des régions pariétale et occipitale, que cette lésion aura porté.

Citons pour exemple l'observation suivante dans laquelle le nystagmus ne s'est montré que tardivement :

OBSERVATION XVIII (résumé) (1).

Nystagmus symptomatique.—Aphasie. — Hémiplégie droite. — Phénomènes de paralysie précédés de convulsions droites sans perte de connaissance. — Tumeur cérébrale.

D... ouvrier, 56 ans, entré à la clinique de Wesphal, le 12 juin 1875, dans l'état suivant :

Aphasie complète.— Etat de démence presque complet.— Paralysie des membres supérieur et inférieur droits et de la moitié droite de la face. — Mouvements passifs douloureux.

La paralysie de la jambe droite, quoique prononcée, n'est pas absolue. La paralysie faciale ne porte que sur les rameaux nasolabiaux. Pupilles égales. Hémianesthésie droite. Les mouvements réflexes partis de la pointe du pied sont beaucoup moins prononcés qu'à gauche.

Percussion des régions frontale et temporale droites, très-douloureuses, indolore à gauche.

Par moments on observe les jours suivants la déviation conjuguée de la tête et des yeux à gauche. Cependant, quand le malade y est poussé, il porte également la tête et les yeux à droite.

19 juin. Déviation conjuguée de la tête et des yeux à gauche fortement marquée. *Nystagmus.* Mouvements passifs de la tête très-faciles. Mort dans l'après-midi.

La maladie avait débuté le soir de Noël 1871. Il eut ce jour là un accès épileptiforme qui dura environ dix minutes. A la fin de janvier 1875, convulsions partielles du côté droit. Ces accès convulsifs se renouvelèrent bientôt jusqu'à vingt et trente fois par jour.

Autopsie. — On aperçoit à gauche, au niveau de la région pariétale, une tumeur. Elle occupe la circonvolution centrale gauche antérieure. Les parties environnant la tumeur sont ramollies et presque fluctuantes. Pas d'autre lésion dans le cerveau.

(1) In Landouzy, obs. LXIV. Archiv. de med. 1876. In Berlin et Klin. Wochenschrift.

Malheureusement, toutes les observations même détaillées ne parlent pas ou ne parlent qu'à peine de l'état des globes oculaires. L'acuité visuelle n'est que rarement notée. Enfin les caractères du nystagmus ne sont point étudiés avec tout le soin désirable. L'observation qu'on va lire est complète et ne laisse rien à désirer à tous les points de vue. Nous la devons encore à l'obligeance de notre ami le Dr H. Coursserant, qui a suivi le malade pendant longtemps.

OBSERVATION XIX.

Nystagmus symptomatique horizontal puis devenant rotatoire. — Tumeur de la base du crâne. — Atrophie papillaire consécutive.

(Jules) T..., 28 ans, boucher. Le malade se présente à la clinique du Dr Sichel, le 11 Novembre 1874. Le diagnostic porté est le suivant : Névrite descendante double avec papilles étranglées. Méningite et périostite basilaires. (?).

Antécédents. — Pas de syphilis. En 1866, douleurs vives éprouvées dans le genou gauche, application de pointes de feu qu'il a fait disparaître. Quelque temps après, variole.

En 1867, deux pneumonies avec hémoptysies. Le malade ressent à cette époque de vives démangeaisons dans les membres. En même temps il est atteint de vomissements accompagnés d'étourdissements. Peu à peu l'œil droit devient douloureux ; le front, la région crânienne du même côté sont le siége de phénomènes douloureux permanents. Il n'y avait pas à ce moment d'altération de la vue. L'œil gauche ne tarde pas à devenir douloureux.

Depuis quelque temps il accuse des douleurs violentes dans la tête ; il existe en même temps des sensations bizarres, rapportées par le malade dans la profondeur du crâne. La percussion de la région occipitale éveille des douleurs très-vives.

La vue se perd presque complètement à droite. Les globes oculaires offrent une consistance de mollesse remarquable. Les pupilles non contractées sont irrégulièrement dilatables.

O. G. Champ visuel normal à la lumière du jour aussi bien qu'à l'éclairage artificiel.

O. D. Champ visuel aboli dans toute la partie droite aux deux éclairages.

Les milieux, de chaque côté, ne sont pas altérés.

Il existe un *nystagmus bilatéral* très-évident, sur les horizontaux.

Examen ophthalmoscopique. — Du côté droit : papille étranglée à bords frangés. Veines énormes et tortueuses ; artères fines et décolorées. Tissu papillaire injecté et proéminent. On assiste à la période aiguë, tandis qu'à gauche la période de régression commence.

Le 2 décembre 1874. Le nystagmus a changé de caractère : il n'est plus seulement horizontal, mais les yeux subissent continuellement, autour de leur axe antéro-postérieur, un mouvement de torsion (*nystagmus rotatoire*).

Les deux papilles, surtout celle de gauche, sont en pleine voie de régression, elles sont affaissées. Les artères sont absolument filiformes, les veines sont moins volumineuses.

Quelque temps après cet examen, le malade entre à la Pitié dans le service de M. le professeur Lasègue. Il y demeure plusieurs mois. Au moment de la sortie de l'hôpital, les vomissements et les douleurs ont presque complètement disparu. Mais la cécité consécutive à l'atrophie des deux papilles est absolue.

M. Le professeur Lasègue crut à l'existence d'une, *tumeur de la base du crâne.*

Le malade a été perdu de vue.

Telles sont les différentes affections qui déterminent, plus ou moins fréquemment dans leur évolution, l'existence du nystagmus convulsif. Remarquons que ce symptôme, dans tous les cas de tumeur intra-crânienne, peut nous permettre d'établir jusqu'à un certain point le siége de la lésion. En effet, dès que ce symptôme que l'on recherche si rarement, pour le dire en passant, apparaîtra, il indiquera, selon nous, deux siéges possibles de la tumeur soupçonnée : s'il s'accompagne de paralysies plus ou moins marquées des nerfs moteurs oculaires ou du nerf optique, on doit penser plutôt à une tumeur de la base du crâne. Si, au contraire, ce sont les accès épileptiformes qui prédominent, accompagnés de phénomènes hémiplégiques et d'anesthésie, le siége probable de la tumeur est vers la face convexe de l'hémisphère cérébral, en arrière de la scissure de Sylvius le plus ordinairement, et à la partie reculée de la région motricé oculaire (lobule du pli courbe, circonvolution du pli courbe).

Les nombreuses observations que nous avons parcourues et dans lesquelles le nystagmus était noté, nous ont permis d'établir ce fait, déjà signalé d'ailleurs par le Dr F. Carion (1), que les lésions du cervelet ne s'accompagnent pas de nystagmus. Voilà un diagnostic par élimination pouvant avoir sa valeur dans certains cas.

Les lésions du bulbe et de la protubérance, qui déterminent si fréquemment la rotation de la tête et la déviation conjuguée des yeux ainsi que le nystagmus, pourraient dans certains cas être facilement confondues avec des affections cérébelleuses. Lorsque le nystagmus apparaîtra dans ces cas difficiles, on pourra conclure, non que le cervelet est indemne, mais bien que le bulbe ou la protubérance sont atteints.

L'observation suivante, publiée par le Dr Raymond, est un des exemples les plus remarquables de ce que nous avançons. Dans ce cas le nystagmus était déterminé, comme d'autres symptômes, par la compression exercée par la tumeur cérébelleuse sur le plancher du quatrième ventricule.

(1) Contribution à l'étude symptomatique et diagnostique de l'hémorrhagie cérébelleuse 1875. Thèse Paris.

OBSERVATION XX (Dr Raymond) (1).

Nystagmus symptomatique. — Tumeur cérébelleuse comprimant le quatrième ventricule et les tubercules quadrijumaux. — Atrophie papillaire.

X.., femme de 27 ans. En mai 1872, elle s'aperçut que la vue devenait trouble et était même complètement abolie pendant des crises durant deux ou trois minutes. ˙

En juin. Douleurs vives et fourmillements dans les bras, hallucinations de la vue, syncopes, céphalalgie frontale et médiane. Plus tard, affaiblissement des jambes, crises oculaires, puis cécité absolue. Nausées et vomissements bilieux qui persistent jusqu'à la mort.

En décembre 1872, les papilles sont dilatées et immobiles. En juillet 1875, strabisme externe de l'œil droit, atrophie des papilles présentant les caractères d'une atrophie consécutive à une névrite optique. *Nystagmus continuel;* les muscles de l'œil et des paupières ne sont nullement paralysés. En octobre, attaques épileptiformes nombreuses. Paralysie faciale droite incomplète pour l'orbiculaire de la paupière. Coma profond. Mort.

L'*autopsie* montre que la partie antérieure de la *corne sphénoïdale droite* offre un ramollissement notable, blanc jaunâtre occupant la substance blanche. A ce niveau la dure-mère présente plusieurs productions analogues au tissu de la tumeur du cervelet, la plus grosse a le volume d'un pois ; un certain nombre sont situées à la face externe de cette membrane et se creusent des loges dans la fosse moyenne du crâne. Les *tubercules quadrijumeaux* sont aplatis confondus ensemble ; c'est une masse colorée en brun jaunâtre, ramollies par places. Ils semblent se continuer en arrière avec une tumeur occupant le cervelet.

La tumeur a le volume d'un œuf de poule. Elle est située obliquement de haut en bas et d'avant en arrière, dans l'épaisseur du *cervelet,* entre le globe gauche et le globe droit qu'elle écarte l'un de l'autre, L'extrémité antérieure s'étend jusqu'aux tubercules quadrijumeaux qu'elle comprime au niveau de la partie moyenne

(1) Etude clinique sur l'hémianesthésie et l'hémichorée. Thèse Paris 1876.

de la fente de Bichat ; l'extrémité postérieure se termine au niveau du contour externe du cervelet.

On peut résumer sa situation en disant que par refoulement elle s'est creusée une loge qui comble complètement le quatrième ventricule. L'examen microscopique a montré qu'on avait affaire à un glio-sarcome.

Nous avons étudié le nystagmus *convulsif* et nous espérons avoir établi sa valeur dans la plupart des affections où il se présente.

Recherchons maintenant l'importance de ce symptôme se produisant dans le cas de *tremblements*.

Si chez un malade présentant depuis quelque temps des troubles nerveux vagues ou même bizarres, sans caractères bien précis, l'on voit apparaître le nystagmus, le phénomène acquiert alors une valeur diagnostique des plus considérables.

Un malade présentant du nystagmus se plaint-il de douleurs vagues, de pesanteur, d'engourdissements dans les membres inférieurs, voit-on se montrer chez lui un affaiblissement des deux membres lentement, progressivement, ou bien au contraire en même temps qu'une attaque apoplectiforme, on devra se rattacher à l'idée d'une sclérose en plaques au début, et l'on pourra presque à coup sûr éliminer l'hypothèse d'une ataxie locomotrice commençant. Bientôt du reste les tremblements apparaissant aux membres inférieurs, puis gagnant progressivement le reste du corps, viendront confirmer le diagnostic.

D'ailleurs M. le professeur Charcot note ce signe dans ses leçons (1), et nous croyons devoir rapporter ici tex-

(1) Leçons sur les maladies du système nerveux, t I, p. 207 et 208 1873.

tuellement ce qu'il dit à ce sujet : «Le nystagmus est un symptôme d'une assez grande importance diagnostique puisqu'il s'observe environ dans la moitié des cas. On ne le rencontre, que je sache, que très-exceptionnellement dans l'ataxie.»

Puis il ajoute un peu plus loin : «Il est des cas où le nystagmus fait défaut tant que le regard reste vague, sans direction précise, mais se manifeste tout à coup, d'une manière plus ou moins prononcée aussitôt que les malades sont invités à fixer attentivement un objet. »

Dans une communication orale qu'il a bien voulu nous faire, ce savant maître n'a pas craint d'insister sur l'importance spéciale du nystagmus apparaissant dès le début de cette maladie, et nous a donné lui-même, comme exemple l'observation suivante, rapportée par M. Fernet dans sa thèse d'agrégation (1).

OBSERVATION XXI (résumée).

Nystagmus symptomatique. — Sclérose en îlots. — Nystagmus dès le début de l'affection.

Paul V..., 28 ans, entre le 14 mars 1870 à la Charité pour y faire traiter les troubles nerveux dont il est atteint, et qui l'empêchent de travailler.

La date du début est difficile à préciser. Etant apprenti, il s'aperçut qu'il ne frappait pas toujours sur le point voulu, et il lui arrivait souvent de frapper la main qui tenait la pièce qu'il voulait forger. Quand il battait au marteau ou limait il ne pouvait garder la tête immobile. Au repos, tout disparaissait. La parole n'avait rien d'anormal.

En 1864, le tremblement de la tête a augmenté, et s'est montré même en dehors du travail. Il cessait quand le malade étant

(1) Fernet. Thèse agrég. Des tremblements 1872.

couché avait la tête appuyée, pour reparaître dès qu'il se levait.

En 1869, nouveaux accidents qui l'obligent à cesser son travail. Les *yeux vacillent*, les bras sont pris quand ils veulent agir de mouvements irréguliers. Vers cette époque, besoin impérieux de sommeil ; crampes aux mollets. Alors se montre le trouble de la parole et les accidents augmentent peu à peu sans rémission bien marquée.

Antécédents. — Mère morte à la Salpétrière où elle était entrée pour tremblements des jambes et troubles intellectuels. Pas de syphilis, excès de boissons, pas d'excès vénériens.

Etat du malade. — Le malade étant au lit, et toutes les parties du corps portant sur un plan solide, on ne perçoit aucun phénomène insolite, *hormis le tremblement des yeux.*

Nystagmus. — Les yeux, surtout le droit, sont agités de mouvements qui augmentent d'étendue quand ils fixent un objet. A droite c'est une oscillation transversale assez considérable. Par instants mouvements plus étendus, portant fortement l'œil en dehors ou en dedans, et quelquefois en d'autres sens. Ces mouvements qui peuvent n'exister qu'à un seul œil, l'autre restant en repos, sont le plus souvent bilatéraux. Rien à la face ni aux paupières. Mouvements de la tête quand il s'assied. La mâchoire et la langue ne tremblent pas.

Les membres ont conservé une force considérable. La parole est nasillarde et tremblée. Les mots sont prononcés en scandant. Quand le malade est debout, le tremblement n'a lieu qu'à la tête. Dans la marche, le corps est roide, le tronc fortement porté en arrière, les yeux fixés ne regardent pas le sol.

Note du Dr Liouville. — 2 avril 1872, service de M. le professeur Béhier. Au repos, dans le décubitus dorsal, on ne soupçonne pas que ce soit un trembleur ; mais quand il parle et se remue un peu, *les yeux sont pris d'un mouvement latéral à peu près continuel.* Il ne peut lire les caractères imprimés ordinaires et ne distingue les plus gros qu'avec difficulté.

Parole scandée. Mots coupés. Langue animée de tremblements fibrillaires très-légers.

Marche très-incertaine. Le corps est penché avant, les yeux regardent en haut. La tête tremble beaucoup. Il ne pourrait guère regarder derrière lui sans se tenir à quelque objet. Les yeux fermés, il peut encore se diriger assez bien, la nuit aussi (1).

Ce n'est pas à dire pour cela que plus tard, dans la période confirmée de la sclérose en îlôts, le nystagmus n'ait aucune valeur. Tout au contraire ; les observations nombreuses rapportées par MM. Bourneville et Guérard (2) sont trop concluantes pour que nous les passions sous silence. Nous croyons que chaque fois que dans une période avancée de la sclérose en plaques disséminées, on constatera le nystagmus coïncidant avec d'autres symptômes encéphaliques, on pourra affirmer l'existence d'une lésion plus ou moins étendue de la base de l'encéphale ou mieux des nerfs moteurs ou sensitifs affectés à l'appareil optique. Dans ces cas le nystagmus est le plus ordinairement binoculaire. Cependant MM. Bourneville et Guérard l'ont trouvé monoculaire dans un cas. Le nystagmus indique alors que la lésion caractéristique de la sclérose a envahi la base de l'encéphale et étranglé tantôt le nerf optique tantôt un ou plusieurs nerfs moteurs oculaires.

L'observation suivante que nous avons recueillie dans le service de M. le professeur Hardy, à la Charité, est

(1) L'autopsie de ce malade fut faite plus tard par le Dr Liouville, qui nous a donné les renseignements suivants : Il existait entre autres lésions des altérations à la base de l'encéphale analogues à celles que M. Liouville avaient déjà trouvées et signalées dans deux observations de sclérose en plaques, publiées dans les mémoires de la Société de biologie Mém. de la Soc. de biolog. 1868, t. V (4e série). De plus, dans le cas particulier qui nous occupe, les nerfs moteurs oculaires étaient envahis.

(2) De la sclérose en plaques disséminées 1869.

un nouvel exemple de nystagmus symtomatique dans la sclérose en plaques.

OBSERVATION XXII (résumée) (personnelle).

Nystagmus symptomatique. — Sclérose en plaques.

Emilie P..., salle Sainte-Anne, Charité, est atteinte d'une maladie qui remonte à cinq ans environ. A cette époque, elle présentait des troubles bizarres et complexes : céphalalgie, vertiges, vomissements, troubles hémiplégiques, avec hémianesthésie. Ces accidents ont persisté assez longtemps, puis se sont un peu modifiés. La céphalalgie et les vomissements ont disparu. Mais il s'est montré une atrophie considérable de tout le côté gauche du corps avec affaiblissement consécutif. M. le professeur Charcot a porté le diagnostic sclérose en plaques.

Examen du 8 mars 1877. — Lorsque la malade fixe binoculairement un objet situé sur la ligne médiane à un pied de distance environ, les yeux, sans avoir une immobilité absolue, n'offrent pas d'oscillations bien sensibles. Mais on remarque pour l'œil droit une dilatation plus considérable de la pupille qui se contracte énergiquement lorsqu'on rapproche l'objet. Si on porte l'objet sur l'horizontale du côté gauche de la malade, on observe de légers mouvements convulsifs qui se passent à droite dans le muscle droit externe. Le nystagmus est également prononcé des deux côtés. L'élévation et l'abaissement ne présentent rien de particulier. En portant l'objet sur le plan horizontal droit de la malade, on observe aussi des secousses ou saccades musculaires se passant à droite dans le droit externe et à gauche dans le droit interne. Mais le phénomène est plus prononcé du côté droit. Lorsque la malade regarde à distance un objet placé légèrement vers sa droite, on constate des oscillations dans les deux yeux, mais toujours plus prononcées du côté droit.

L'acuité visuelle, prise comparativement sur les deux yeux, paraît normale pour la vision de loin et à peu près normale pour la vision de près. L'examen ophthalmoscopique n'a rien fait trouver d'intéressant à noter.

Nous ne pouvons prétendre cependant que le nystagmus appartienne exclusivement à la sclérose en plaques.

On comprend aisément qu'une altération médullaire atteignant progressivement le bulbe et la protubérance puisse, dans certaines conditions, déterminer également le même phénomène.

L'ataxie locomotrice progressive s'accompagne bien plus volontiers de strabisme et d'accidents optiques que de nystagmus. Toutefois on cite quelques observations de nystagmus dans l'ataxie locomotrice. Dans ces cas tout-à-fait exceptionnels on serait peut-être en droit de penser à une extension de la lésion médullaire jusqu'au bulbe.

c. — *Nystagmus dans les maladies générales du système nerveux (névroses, affections mentales).* — Nous abordons ici un des points les plus délicats et les plus controversés de l'histoire du nystagmus.

Si l'on se reporte aux auteurs un peu anciens, on trouve ce symptôme noté explicitement comme pouvant se montrer dans les névroses, telles que l'hystérie, l'épilepsie, la chorée.

Aujourd'hui, la plupart des modernes, les observations en main, rejettent l'existence du nystagmus dans le cours de ces affections. Pour M. le professeur Lasègue (1), l'hystérique n'est jamais nystagmique. Toutes les fois donc qu'on observera le nystagmus chez une hystérique on sera presque en droit d'affirmer l'existence d'une lésion matérielle cérébrale ; on aura affaire alors à une *névrose symptomatique*, ou encore a une affection matérielle du cerveau coïncidant avec la névrose ou la compliquant.

(1) Communication orale.

Il en serait de même pour la chorée. Jamais, pour le plus grand nombre des observateurs, la chorée essentielle ne s'accompagne de nystagmus pas plus qu'elle ne doit s'accompagner d'hémiplégie. Si donc le nystagmus apparaît en même temps que les convulsions choréiques, on trouvera, là encore, l'indice à peu près certain d'une lésion matérielle et l'on aura affaire à la *chorée symptomatique*, à l'*hémichorée*.

Nous n'insistons pas ici sur l'épilepsie ; nous avons montré que l'épilepsie s'accompagnant de nystagmus était toujours symptomatique et formait une entité morbide intéressante, l'*épilepsie hémiplégique*.

Nous avons recherché à plusieurs reprises le nystagmus à l'hôpital des Enfants-Malades, chez les choréiques, jamais il ne nous a été donné de le retrouver en dehors de toute affection oculaire. D'ailleurs notre savant maître M. le professeur Germain Sée (1), qui nous avait engagé à faire ces investigations, nous a déclaré n'avoir jamais constaté ce symptôme dans les cas très-nombreux qui lui sont passés sous les yeux.

Pour M. Bouchut qui soigne chaque année aux Enfants-Malades un grand nombre de choréiques et d'épileptiques, le nystagmus est un phénomène inconnu dans ces deux névroses; mais il déclare l'avoir observé fréquemment dans les méningites, les méningo-encéphalites et l'hydrocéphalie chronique.

A côté des névroses vient naturellement se placer la paralysie générale progressive naguère encore rangée parmi elles. Le nystagmus ne se montre pas d'ordinaire

(1) Communication orale.

dans le cours de cette affection. Aussi lorsqu'il apparaît on doit penser que des lésions ont probablement envahi les nerfs moteurs oculaires.

L'observation suivante est un exemple confirmatif de ce fait. Elle montre la valeur du nystagmus survenant dans la paralysie générale progressive.

OBSERVATION XXIII (Dr Hanot) (1).

Paralysie générale. — Nystagmus. — Périnévrite et névrite des nerfs moteurs oculaires communs. — Atrophie des nerfs m. o. c. et du m. o. e. du côté droit.

X,.., 30 ans, entre le 21 décembre 1871 dans le service de M. Voisin, à la Salpêtrière, avec tous les symptômes d'une paralysie générale avancée.

26 mars. Pneumonie droite, mort le 3 avril. Pendant les derniers jours qui précédèrent sa mort, la malade offrit un nystagmus très-prononcé des deux yeux. Les globes oculaires oscillaient presque continuellement dans tous les sens avec une très-grande rapidité. Il n'y eut d'ailleurs aucune autre convulsion. On ne s'était jamais aperçu, pas plus avant le début que pendant le cours de sa maladie, d'aucun trouble du côté de l'organe de la vision. A l'*autopsie*, on trouve toutes les lésions classiques de la paralysie générale. A la base de l'encéphale, la membrane arachnoïdienne étendue comme un pont entre les deux nerfs moteurs communs, est épaissie et louche ; elle étrangle en quelque sorte les deux nerfs. Ceux-ci, surtout le droit qui est diminué de la moitié de son volume, ont un aspect grisâtre, une consistance plus dure que normalement. Au microscope, on trouve leur gaîne parsemée de noyaux, et les travées qui soutiennent les faisceaux de fibres nerveuses sont plus visibles et plus épaisses. Çà et là quelques fibres nerveuses ont disparu et sont remplacées par une substance amorphe.

Le moteur oculaire externe est considérablement atrophié. Les noyaux des moteurs oculaires, les muscles des yeux, n'ont pas été examinés au microscope.

(1) Bull. de la Soc. anat. 1872

Dans les affections mentales proprement dites où on en est encore à trouver la lésion, le nystagmus ne se montrerait pas d'ordinaire. Cependant pour M. le professeur Lasègue (1), ce symptôme ne serait pas rare chez les déments. Sur les indications de ce savant observateur, nous nous sommes livré à quelques recherches sur les idiots et les déments, tant à Bicêtre dans le service de M. le Dr Falret qu'à la Salpêtrière chez M. le Dr Delasiauve, jamais nous n'avons pu arriver à constater une seule fois le symptôme en dehors de toute affection oculaire.

Pour M. le Dr Legrand du Saulle (2), ce ne serait pas tant chez les malades atteints d'affections mentales que se montrerait le nystagme, mais bien plus fréquemment chez leurs descendants. Il ne serait pas rare de voir, au dire de cet éminent aliéniste, des sujets très-intelligents, qui, atteints de nystagmus, présentent dans leurs antécédents quelque névrose ou quelque vésanie, sans que pour cela ces héréditaires soient condamnés eux-mêmes aux maladies mentales. De telle sorte qu'il y aurait là une catégorie fort intéressante de nystagmus névropathique, et la théorie du nystagmus nerveux *sine materiâ* serait peut-être relevée par ces faits.

Nous ne saurions mieux faire que de rapporter textuellement les propres paroles du Dr Legrand du Saulle: « Le nystagmus est l'un des stigmates de l'hérédité pathologique. C'est une *tare* qui existe rarement isolée et que l'on retrouve réunie à beaucoup d'autres signes

(1) Communication orale.

(2) Documents inédits récents. Refer d'ailleurs à la folie héréditaire par Legrand du Saulle, p. 81 1873.

physiques (tics, asymétrie faciale, malformations crâniennes, déformations des oreilles, etc., etc...). Evidemment l'on ne saurait prétendre que l'individu, qui est affecté d'un nystagmus, est destiné à perdre la raison ! On dit simplement que le nystagmus est l'un des signes d'une hérédité cérébrale et que cet état particulier se rencontre de préférence presque toujours chez ceux qui sont issus de familles *incorrectes* au point de vue mental. »

A l'appui de ses opinions, le Dr Legrand du Saulle nous a très-gracieusement communiqué les deux observations suivantes :

OBSERVATION XXIV.

M. Th. M..., ex-négociant, 48 ans, a consulté les oculistes de l'Allemagne et de la Belgique pour un *nystagmus*.

Célibataire ; bègue. Niveau intellectuel médiocre. Méfiant, ombrageux. Tendances aux idées de persécution. Un peu hypochondriaque. A peur de devenir fou depuis qu'il a été enrichi par trois successions dans l'espace de quatre ans.

Il croit que le père de sa mère était en enfance, mais il ne l'a pas connu et n'en est pas sûr.

Son grand-père paternel est mort d'un coup de sang en trois heures. Son père a fait de mauvaises affaires, il s'est fait tromper par tout le monde, n'entendait rien au commerce; il est mort d'un ramollissement cérébral à 47 ans.

Sa mère était une femme exaltée ; elle avait des attaques de nerfs ; dès qu'elle était contrariée elle menaçait toujours de se suicider. Vers l'âge de 40 ou de 42 ans, elle s'est adonnée à la boisson et est morte hydropique.

Son frère était strabique, passait pour être très-intelligent et est mort à 39 ans des suites d'excès génésiques. Il était célibataire et était devenu spermatorrhéique, anémique et mélancolique.

La sœur a été interdite comme faible d'esprit. Elle est morte célibataire à 33 ans dans un établissement d'aliénés.

Deux cousins germains ont été fous.

Une cousine est nymphomane et a une conduite honteuse. On n'ose pas la séquestrer parce qu'elle ne délire pas.

M. Th. M... a un clignotement spasmodique. Sa mobilité oculaire est bien plus prononcée du côté droit que du gauche.

En parlant il fait beaucoup d'efforts pour s'exprimer lentement et corriger en quelque sorte son bégaiement.

OBSERVATION XXV (Legrand du Saulle).

Mme L..., née Marie B..., âgée de 30 à 32 ans environ. Petite-fille d'une mélancolique, qui a essayé de mettre le feu à ses vêtements avec une chaufferette et qui est morte à 54 ans ; fille d'une mère aliénée depuis dix-huit ans (démence incohérente) et qui vit encore à la campagne soignée par une religieuse et deux domestiques.

Est hystérique (toux, anesthésies partielles, attaques convulsives, boule hystérique, emportements, scènes de larmes, coups de tête, dévotion paroxystique, allures fantasques).

A eu trois grossesses excellentes. Ses enfants n'ont jamais vécu que quelques jours. L'un d'eux (garçon) avait un bec-de-lièvre.

Mme L,.. a le *globe de l'œil extraordinairement mobile*. Il lui est évidemment difficile de fixer les objets. Elle clignotte et a des tics. Sa voix est très-aiguë. Son rire est pathologique. Elle a sans cesse un binocle à la main afin de dissimuler son infirmité.

II. — NYSTAGMUS D'ORIGINE MÉDULLAIRE. — Dans les affections chroniques de la moelle et de ses enveloppes, le nystagmus peut apparaître. Il s'accompagne alors communément de phénomènes paralytiques et atrophiques surtout marqués aux membres supérieurs. L'observation rapportée par M. Bouchut (1) en est une preuve évidente. Il s'agit d'un jeune homme de 24 ans qui ne présentait aucun trouble de la vision. On constatait chez lui un nystagmus horizontal très-prononcé ; en même

(1) Loc. cit., p. 356, obs. CL.

temps qu'il existait une paralysie complète et une atrophie considérable des membres supérieurs. Il y avait en même temps un certain embarras de la parole. A l'autopsie, on constata un ramollissement avec atrophie de la moelle.

Nous devons à l'obligeance de notre excellent ami le Dr Collas la relation du fait suivant :

OBSERVATION XXVI.

Nystagmus symptomatique rotatoire. — Mal de Pott cervical. — Mort·

Paul W..., 5 ans. Cet enfant vient de l'hôpital Sainte-Eugéni e ; est arrivée à Berck le 15 mai 1875 ; il y meurt le 6 avril 1876.

Cet enfant est atteint de manifestations scrofuleuses multiples : engorgements ganglionnaires, abcès froids, otorrhée purulente gauche, ostéites et tumeurs blanches suppurées multiples.

Dans le courant de janvier, le cou s'empâte, il s'immobilise : on diagnostique une tumeur blanche des vertèbres cervicales.

Bientôt on constate une dilatation considérable des pupilles, puis un abcès vient faire saillie à la partie moyenne et externe du sterno-cléido-mastoïdien.

L'état de l'enfant exige dès lors le séjour à l'infirmerie, l'abcès augmente. Des difficultés de déglutition, des vomissements surviennent, et l'on ponctionne l'abcès qui fournit une quantité notable de pus.

Pendant quelques jours avant la mort, la papille est alternativement dilatée et resserrée. Mais elle redevient normale ; en même temps *les yeux tournent constamment dans l'orbite*. La cornée se dépolit, il survient de la cyanose, et la mort arrive.

Autopsie. — Une fistule, s'ouvrant à l'extérieur, conduisait à une cavité qui occupait le deuxième disque intervertébral. Trois de ces disques, le 3e, le 4e et le 5e, sont entièrement détruits.

La carie occupe la partie inférieure du corps de l'axis ; les corps des 3e et 4e vertèbres, ainsi que la supérieure du corps de la 5e sont presque complètement détruits.

Les méninges fort épaissies et indurées isolent complètement la moelle du pus qui remplit le canal vertébral et baigne les membranes.

Il n'y a pas eu de courbure sensible de la colonne cervicale en avant, l'enfant ayant été naturellement porteur d'un appareil redresseur au moyen duquel la tête a toujours été maintenue dans l'extension.

On n'a jamais constaté ni fourmillements, ni phénomènes convulsifs ou paralytiques des membres.

B. — Nystagmus optique.

Nous n'insisterons pas longuement sur les différentes circonstances dans lesquelles peut se produire le nystagmus optique. C'est une question parfaitement connue et suffisamment traitée par les auteurs modernes, que ce chapitre du nystagmus d'origine oculaire.

Disons seulement qu'on peut rattacher le nystagmus optique à deux grands ordres de causes : 1° il est congénital ou date de l'enfance (nystagmus de l'enfance); 2° il est acquis (nystagmus de l'adulte).

La valeur séméiologique du nystagmus n'est pas la même pour ces deux groupes d'affections.

I. — NYSTAGMUS DE L'ENFANCE. — Ce nystagmus peut lui-même être *congénital*, se rattachant alors à une altération plus ou moins profonde de l'appareil dioptrique, ou bien être consécutif à une affection oculaire acquise dans les premières années : *nystagmus optique acquis de l'enfance.*

Au point de vue de la séméiotique, la valeur du nystagmus dans les affections oculaires de l'enfance est peu importante pour ce qui a trait au diagnostic. Nous rap-

pelons seulement que, lorsque le nystagmus apparaîtra
chez un enfant qui aura les iris très-bleus, les cheveux
blond-clair, la peau blanche et mate, on devra penser à
l'albinisme ou tout au moins à l'insuffisance de pigmentation de la chambre oculaire.

Le plus souvent d'ailleurs, d'après les recherches du
Dr Arcoleo (1) sur l'albinisme, cette insuffisance pigmentaire s'accompagne non-seulement de nystagmus, mais
encore de photophobie, d'héméralopie, de blépharospasme
et quelquefois de strabisme.

L'albinisme peut être complet; le pigment fait défaut
partout; la peau, les poils sont absolument incolores.
Mais bien plus souvent la matière pigmentaire n'a été
qu'incomplètement distribuée et en quantité insuffisante.
Les observations de ces faits sont nombreuses.

L'albinisme, quelle que soit la cause éloignée qui le
produise, qu'il soit héréditaire ou bien la preuve d'une
déchéance résultant de la consanguinité des parents,
représente une altération, un vice de conformation analogue au bec-de-lièvre ou au coloboma iridien. Que l'altération formatrice aille un peu plus loin et l'astigmatisme, et avec lui le nystagmus, pourra accompagner la
dépigmentation de l'œil.

Enfin, un véritable état pathologique du fœtus, aussi
obscur que toute la pathologie de la vie intra-utérine,
pourra déterminer la cataracte congénitale, et là encore
le nystagmus ne tardera pas à apparaître. Dans une observation remarquable, que nous devons à l'obligeance du

____

(1) Studi sul'albinismo. Gaz. clin. dell'ospedale civico di Palermo
1871.

Dr Boucheron et que nous rapportons plus loin, le nystagmus s'est montré dès le troisième mois de la vie.

L'observation suivante est un exemple de cataracte congénitale s'accompagnant de nystagmus, qui diminua sous l'influence de la ténotomie.

OBSERVATION XXVII (Dr Meyer).

Cataracte congénitale bilatérale. — Strabisme convergent. — Nystagmus. — Ténotomie. — Disparition presque complète du nystagmus.

Mme veuve B..., 59 ans, se présente à la clinique du Dr Meyer le 26 avril 1875.

Examen à son arrivée.— On constate une cataracte congénitale des deux côtés, constituée par des opacités nucléaires qui tendent, à gauche, à envahir la totalité du cristallin.

Il existe en outre un strabisme convergent et un *nystagmus horizontal* se produisant dans la fixation excentrique.

O. D. — Compte les doigts à 1^m,00.

O. G. — Compte les doigts à 0^m,80.

30 avril. Double iridectomie optique en bas et en dedans. Un accident consécutif à l'opération se produisit ; des vésicules d'herpès se formèrent sur la cornée.

L'acuité visuelle de la malade ne fut que très-faiblement améliorée par cette opération, du moins pour la vision à distance. Cependant elle put bientôt lire et écrire de l'œil droit. Ce n'était pas sans une certaine difficulté, car son nystagmus l'empêchait de fixer les objets.

O. D. — Compte les doigts à 1^m,50.

O. G. — Compte les doigts à 1^m,00.

5 octobre. La malade revient et demande à être débarrassée de ses cataractes. M. Meyer la dissuade, jugeant inopportun et dangereux de soumettre aux chances de l'extraction d'une cataracte non encore mûre, une malade qui peut se conduire facilement et même lire et écrire.

La malade étant incommodée surtout par le défaut de fixation, M. Meyer corrige par la ténotomie du muscle droit interne de l'œil droit la déviation convergente de cet œil.

A la suite de cette opération, le nystagmus, sans avoir disparu complètement du côté droit, a tellement diminué, qu'il faut, pour le provoquer, faire porter l'œil droit fortement en dehors. La malade peut aujourd'hui fixer les objets pendant un temps assez long.

O. D. — Compte les doigts à 1m,50.

O. G. — Compte les doigts à 1m,00.

La malade quitte la clinique le 16 octobre 1875. Ses cataractes demeurèrent stationnaires, et elle ne revint pas réclamer les soins du chirurgien.

Le *nystagmus acquis de l'enfance* est beaucoup plus fréquent. Toutes les fois qu'il existera une affection du globe de l'œil, le nystagmus apparaîtra d'autant plus aisément que la lésion sera plus longue à disparaître ou tendra à persister. C'est surtout à la suite de l'ophthalmie purulente de l'enfance ou de la kérato-conjonctivite chronique que se montre ce symptôme. Une fois établi, il peut persister indéfiniment, et l'œil s'habitue pour ainsi dire à son activité morbide.

Nous devons à l'amabilité du Dr Landolt la relation du fait suivant, qui présente aussi quelque intérêt au point de vue du résultat thérapeutique :

OBSERVATION XXVIII.

Nystagmus optique. — Leucome central de la cornée. — Strabisme convergent. — Ténotomie. — Disparition complète du nystagmus pendant quelques jours seulement.

Mlle T..., 23 ans. O. G. Leucome central de la cornée, datant de la première enfance. Strabisme convergent très-prononcé de 30° environ. *Nystagmus oscillatoire* de cet œil seulement. Amaurose presque complète.

O. D. — Légère hypermétropie.

2 janvier 1877. Ténotomie du droit interne gauche. Quelques jours après guérison complète ; très-bon résultat pour le strabisme.

Pendant quatre jours le nystagmus a disparu complètement. Mais il reparaît le cinquième jour.

30 janvier. L'œil opéré est très-bien dirigé. L'acuité visuelle est améliorée, et le malade peut compter les doigts à 1^m,20. Le nystagmus persiste toujours.

En général, c'est le plus souvent à la myopie et au strabisme convergent que se rattache le nystagmus, comme nous l'ont prouvé les nombreuses observations que nous avons pu consulter et les maladies que nous avons eu l'occasion de voir et d'étudier. Toutefois, on trouve de nombreuses exceptions à cette loi et nous croyons pouvoir dire qu'il est impossible d'établir de règle absolue à cet égard.

II. Nystagmus acquis de l'adulte. — Le nystagmus acquis de l'adulte est beaucoup plus rare que celui de l'enfance. D'ordinaire, les lésions des milieux et des membranes de l'œil déterminent du strabisme, de l'amblyopie, etc...; mais rarement le nystagmus apparaît en dehors de toute altération nerveuse musculaire. Cependant, on peut voir, comme nous l'avons montré dans notre symptomatologie, des lésions tardives du globe oculaire, déterminer ce symptôme. Tantôt c'est une névrite optique, tantôt une irido-choroïdite, quelquefois une cataracte partielle qui, oblitérant ou supprimant une partie du champ ou de l'acuité visuelle, excite par une sorte d'action réflexe le reste des parties encore libres de la rétine.

Boehm (1) rapporte une observation remarquable de nystagmus temporaire survenu chez un homme déjà

____

(1) In Gadaud. Loc. cit.

âgé à la suite d'un refroidissement. Il nous a été impossible dans nos recherches de retrouver aucun fait analogue.

C. *Nystagmus professionnel.*

Il est enfin une dernière variété de nystagmus bien connue depuis peu de temps, absolument caractéristique et qui s'impose par le fait même de la cause qui le produit, nous voulons parler du nystagmus survenant chez les mineurs. Dans ces conditions, le nystagme est un accident professionnel souvent confondu au milieu d'un nombre plus ou moins considérable de symptômes morbides et pouvant même passer inaperçu. Il est bien certain, en effet, que ce symptôme a dû se montrer depuis longtemps chez les individus travaillant dans les mines, et cependant nous avons vu que la description en est récente.

On peut dire d'une façon générale que, sitôt que chez un mineur on trouve des accidents vertigineux, accompagnés de troubles de la vision plus ou moins marqués, et en particulier d'héméralopie, on doit rechercher le nystagmus qui, dans le plus grand nombre des cas, entrera pour une bonne part dans la cause des accidents optiques accusés par la maladie, et suffira parfois à les expliquer. Citons comme exemple l'observation suivante :

OBSERVATION XXIX (A. Schenkl) (1).

Nystagmus des mineurs.

P..., 33 ans, mineur. Travaille de six heures du matin à six heures du soir dans une mine de charbon. A eu à 8 ans des maux

(1) In Revue des sciences med. Hayem 1874.

d'yeux, mais la vue est restée bonne. Il y a dix ans fièvre inter-
mittente, érysipèle de la face et à la suite de ces maladies des né-
vralgies faciales violentes qui ont disparu complètement. Depuis
six mois, le malade éprouve, lorsqu'il sort de la mine, une sensation
intense d'éblouissements ; en travaillant il voit les objets vaciller.
Ce symptôme devient surtout intense lorsque la nuit tombe. Le
travail est devenu impossible, et le malade entre à l'hôpital.

Les yeux sont d'apparence normale. A l'examen ophthalmoscopique légère hyperémie. Les deux yeux ont une myopie $= \dfrac{1}{36}$,
$As = \dfrac{1}{80}$.

$$O.\ D.\ S = \frac{15}{20}.$$

$$O.\ G.\ S = \frac{10}{20}.$$

Accommodation normale. Pas de strabisme.

L'œil gauche est affecté de *nystagmus rotatoire* simple. L'œil
droit présente un *mouvement rotatoire particulier*. Il décrit autour
de l'axe de l'œil des cercles de plus en plus petits pour rentrer
après un temps indéterminé en repos complet. Le malade se rend
parfaitement compte de la contraction des muscles de l'œil et de
la différence des deux mouvements. Ces phénomènes ne diminuent
que lorsqu'il tient la tête penchée en arrière et le regard fixé en
bas. Ce n'est qu'ainsi que la marche devient possible. D'après le
malade, trois ouvriers de la même usine seraient affectés de symptômes analogues.

Enfin, pour ne rien omettre, rappelons que le nystagmus pourrait, pour certains auteurs, et en particulier
pour le Dr S. Wells (1), se rencontrer dans le *saturnisme
chronique*. Nous n'avons malheureusement pu trouver,
dans nos recherches bibliographiques, aucune observation confirmative de cette opinion. Aussi tenons-nous
pour problématique jusqu'à plus ample informé l'influence

(1) Traité des maladies des yeux, art. Nystagmus 1873.

de l'intoxication plombique sur ce symptôme qni reçon-
naît si souvent pour cause une affection oculaire méconnue.

V

Pronostic.

Nous n'insisterons pas longuement sur le pronostic
du nystagmus. Nous nous sommes suffisamment arrêté,
dans notre symptomatologie et notre séméiologie, sur la
durée, la marche et la terminaison des différentes variétés de nystagmus pour pouvoir ici être bref et éviter
toute répétition.

D'une façon générale, le nystagmus varie suivant la
cause qui le produit. Si le nystagmus est symptomatique,
c'est-à-dire s'il se rattache à une lésion quelconque de
l'appareil nerveux moteur du globe oculaire, sa valeur
pronostique sera d'autant plus grave que l'affection nerveuse sera plus étendue ou plus profonde. Alors même
que, dans ces conditions, le nystagmus diminuerait ou
tendrait à disparaître, l'état général persistant ou s'ag-
gravant, le pronostic resterait le même.

Le symptôme, considéré en lui-même, n'indique que
peu de de chose, mais englobé dans un processus pathologique, il en revêt toute la gravité et peut servir, même
en disparaissant, à l'étude de la marche de la maladie.

On peut donc résumer en deux mots le pronostic du
nystagmus dans les maladies du système nerveux : c'est
un accident n'ayant par lui-même qu'une valeur relative,
entraînant toujours un pronostic des plus graves, par
ce fait seul qu'il indique le plus souvent une lésion matérielle appréciable des centres nerveux ou périphériques.

Dans les affections optiques, le nystagmus se rattache souvent à des altérations oculaires de l'enfance et son pronostic varie suivant que ces lésions sont congénitales ou acquises. Dans le premier cas, il est probable qu'il persistera indéfiniment; la thérapeutique n'aura sur lui qu'une influence restreinte; elle ne le fera disparaître que dans des circonstances exceptionnelles. Car les lésions congénitales de l'œil sont rarement uniques, et si quelques-unes peuvent être modifiées par une judicieuse intervention, bien souvent, il persiste des troubles irrémédiables pour lesquels d'ordinaire le nystagmus peut servir d'indice : il est des limites que la science et l'art ne sauraient franchir.

Si le nystagmus est acquis, c'est-à-dire s'il se rattache à une lésion de l'enfance ou de l'âge adulte, le pronostic est d'autant plus favorable que les lésions, inflammatoires le plus souvent, ont causé moins de délabrement, et que l'appareil dioptrique de l'œil est moins modifié.

En général alors, le nystagmus se rattachant à la myopie disparaîtra plus facilement que dans les cas d'hypermétropie. C'est dans ces cas que l'intervention de l'art peut modifier heureusement le fonctionnement de l'acuité visuelle et faire disparaître totalement un symptôme morbide gênant.

Plus le nystagmus survient tardivement et plus facilement on peut le faire disparaître. Dans l'enfance, en effet, l'œil et son appareil moteur s'habituant à un fonctionnement pathologique ne cède que fort difficilement plus tard aux efforts thérapeutiques.

Dans le cas de maladie professionnelle, le pronostic

du nystagmus n'est pas grave, un traitement général et
la cessation absolue des travaux nuisibles guérissent
l'affection dans la pluralité des cas.

D'une façon plus générale, chez l'enfant, le pronostic
dunystagmus est grave, car il indique une altération
profonde de l'œil et un fonctionnement anormal de l'appareil visuel.

Le nystagmus accidentel, celui qui apparaît subitement chez l'adulte, en dehors de toute affection oculaire,
est souvent grave. C'est ainsi que, pour M. le professeur
Lasègue (1) le nystagmus, apparaissant dans le cours
d'accidents hystériques ou choréiques, indiquerait presque toujours une complication encéphalique. La chorée,
l'hystérie deviendraient alors, par le fait de ce symptôme, des manifestations symptomatiques elles-mêmes
d'une lésion cérébrale. Aussi le pronostic serait-il des
plus sérieux.

Tout au contraire, le nystagmus accidentel, survenant dans le cours de certaines affections oculaires,
pourrait souvent, d'après M. le Dr Meyer (2), acquérir
une valeur des plus favorables. Par exemple, lorsque
dans le cours d'une paralysie d'un nerf moteur oculaire,
on voit survenir des oscilations nystagmiques dans un
des globes immobiles et déviés dans une position vicieuse, on peut porter un diagnostic favorable et pré-
voir la guérison prochaine probable. Le muscle paralysé, vaincu par le muscle encore normal, recouvre peu
à peu sa tonicité et commence à entrer en jeu. Il lutte
déjà contre son antagoniste, mais trop faible, il ne peut

(1) Communication orale.
(2) Communication orale.

traduire ses efforts que par des mouvements convulsifs intermittents, indirectement appréciables dans l'œil non paralysé. En effet, grâce à la loi des mouvements associés, tandis que l'œil paralysé reste à peu près immobile, ne révélant que par des oscillations très-petites la lutte musculaire dont il est le pivot, l'œil sain se laisse entraîner par des mouvements convulsifs très-étendus.

Nous croyons donc pouvoir ajouter que, dans tous les cas de paralysie des muscles moteurs oculaires, on devra toujours rechercher avec le plus grand soin le symptôme dont nous nous occupons.

VI.

Pathogénie.

Si, résumant maintenant les principaux travaux les plus récents publiés sur le nystagmus, nous cherchons à trouver dans les expériences faites, et dans les observations cliniques recueillies, la pathogénie de ce symptôme, nous voyons que la question a bien peu marché, et qu'aujourd'hui, comme il y a bientôt dix ans, la cause intime du nystagmus échappe le plus souvent à l'observateur le plus sagace et le plus expérimenté.

Sans doute, on sait mieux reconnaître aujourd'hui les affections oculaires, et les modifications de l'acuité visuelle sont mieux étudiées. Mais quand il s'agit de déterminer exactement pourquoi, dans certains cas d'astigmatisme, de myopie ou d'hypermétropie, le nystagmus vient à se montrer, la science hésite encore et se refuse à conclure.

Les théories qui veulent tout expliquer à l'exclusion de leurs rivales, sont encore aujourd'hui en présence. Bien plus, de nouvelles conditions pathogéniques ont été invoquées pour les nouvelles variétés de nystagmus récemment décrites.

Nous pouvons les résumer de la façon suivante, renvoyant pour plus de détails à l'historique de la question que nous avons ébauché au début de notre travail :

Le nystagmus *optique* pourrait tenir à différentes causes :

a. — Tantôt il existe un trouble de la réfraction de l'œil ; les rayons lumineux arrivent mal ; ils impressionnent insuffisamment la rétine.

b. — Une altération plus ou moins profonde atteint la rétine, qui offre aux rayons lumineux, à plusieurs reprises les points plus sensibles de sa surface.

c. — L'appareil moteur du globe oculaire est atteint d'insuffisance ou de rigidité (nystagmus tonique ou atonique).

d. — Les muscles moteurs sont atteints d'une insuffisance de longueur (Gadaud).

e. — Enfin le nystagmus peut être de cause ou d'origine nerveuses. Ici deux divisions :

1° Le nystagmus nerveux pur, névropathique, mis en en doute aujourd'hui que l'examen ophthalmoscopique montre les troubles fréquents de l'accommodation.

2° Le nystagmus nerveux symptomatique qui peut alors se rattacher à une lésion bulbaire où à une affection cérébrale. Ces lésions organiques peuvent atteindre les nerfs bulbaires ou le bulbe lui-même (centre des mouvements associés de la tête et des yeux) ; ou bien le cerveau dans sa couche corticale au niveau de la région pariéto-occipitale dans la zone du pli courbe. Toutefois, les observations sont encore trop peu nombreuses ou trop incomplètes pour que l'affirmation exacte du siége de la lésion soit absolue.

f. — Le nystagmus professionnel tiendrait probablement et aux phénomènes optiques (héméralopie, myopie, hypermétropie) concomitants, et aux troubles nerveux, peut-être toxiques, dus au séjour prolongé dans une atmosphère chargée de substances délétères. Quelques auteurs ont accusé la position habituelle du mineur obligé de tenir ses yeux constamment dirigés dans une position fixe et trop prolongée.

Pour nous, embrassant d'un coup d'œil d'ensemble tous les cas qu'il nous a été donné d'observer, nous croyons que la pathogénie du nystagmus ne saurait être unique et qu'elle doit forcément varier avec chaque cas spécial. Les conditions pathologiques qui produisent ce symptôme sont souvent bien différentes, et le nystagme, tout en restant le même, se rattachera tantôt à une parésie musculaire, tantôt à une contraction spasmodique, là à une insuffisance de l'acuité visuelle, d'autres fois, au contraire, à une hyperesthésie rétinienne. La clinique aura précisément pour but de rechercher activement les causes qui ont favorisé l'apparition du phénomène, et le traitement qui en résultera sera basé à la fois sur l'expérience et le raisonnement.

Ravaud.

VII.

Traitement.

L'existence du nystagmus une fois constatée, sa cause une fois établie, on doit nécessairement chercher à la faire disparaître ou tout au moins à l'améliorer. Ce n'est pas à dire pour cela que toutes les fois qu'un nystagmus diminue dans le cours d'un traitement quelconque, on doive en rapporter tout l'honneur au moyen thérapeutique employé. Comme le fait remarquer justement le Dr Meyer, il existe un certain nombre de cas de nystagmus où, sous l'influence de l'âge, le symptôme diminue, et peut même disparaître en même temps que la myopie, le strabisme ou toute autre affection qui l'accompagne.

La thérapeutique du nystagmus peut s'adresser à deux appareils assez distincts : à l'appareil dioptrique ou au système moteur du globe oculaire. Il est incontestable que cette thérapeutique consistera tantôt dans une intervention active; tantôt, au contraire, dans la simple correction du trouble optique, cause probable du phénomène.

L'intervention active variera avec les causes même du symptôme qu'il importera de rechercher, comme nous l'avons dit déjà. En présence de leucomes, de cataractes incomplètes ou congénitales, on songera à la création d'une pupille artificielle ou à l'extraction du cristallin. Tout récemment, M. le Dr Abadie a pratiqué, chez une jeune fille de 8 ans, atteinte de cataractes zonulaires et de nystagmus, une double pupille artificielle; aussitôt la vision a été sensiblement améliorée et le nystagmus a notablement diminué. Nous avons pu voir cette enfant à la clinique du Dr Abadie ; le tremblement oculaire était à peine appréciable.

Dans les cas de strabisme, la ténotomie supprimant brusquement la fonction d'un muscle moteur contracté spasmodiquement, ou rétablissant l'équilibre perdu par l'insuffisance fonctionnelle d'un des deux muscles antagonistes, ou par l'insertion vicieuse de l'un d'eux, constitue un moyen souvent efficace, et peut produire les plus heureux résultats. L'observation suivante en est le meilleur exemple :

Observation XXX (Dr Meyer).

Taie centrale cornéenne. — Nystagmus. — Strabisme divergent. —
Ténotomie. — Guérison.

V..., 20 ans, se présente à la clinique du Dr Meyer. Elle est atteinte d'une conjonctivite aiguë. On trouve en outre sur le centre de la cornée une taie assez peu étendue.

Strabisme divergent. — Nystagmus lorsque la malade veut fixer un objet.

18 janvier. O. D. lit IX difficilement.

      O. G. Compte les doigts à 1^m,50.

Des deux côtés le champ visuel est normal.

27 février. Œil gauche, ténotomie et avancement du muscle droit interne. Ténotomie de l'antagoniste (droit externe). *Disparition du strabisme et du nystagmus.*

20 mars. O. D. = XII.

      O. G. = XXXV.

Mais souvent aussi la ténotomie est insuffisante et ne remédie que temporairement, et d'une façon tout-à-fait relative, au trouble moteur qui caractérise le nystagmus. Aussi, voit-on bientôt le symptôme reparaître plus ou moins modifié, quel que soit le nombre des tendons musclaires sectionnés.

L'observation suivante, dans laquelle les deux droits externes ont été coupés successivement, en est une preuve manifeste.

OBSERVATION XXXI (Schroeter) (1) (résumée).

Nystagmus de l'enfance. — Strabisme convergent. — Ténotomie. — Amélioration.

Il s'agit d'un enfant atteint d'un nystagmus horizontal très-prononcé et très-étendu, mais variable. Les oscillations rhythmées des yeux sont en effet tantôt très-fortes, et tantôt très-peu accentuées. Il existe en outre un strabisme convergent.

Ténotomie des deux droits internes. Le nystagmus diminue de fréquence et d'étendue sans disparaître complètement.

Enfin, il n'est pas rare de voir un résultat sinon défectueux, du moins absolument inutile, le nystagmus persistant irrémédiablement. C'est ce que démontre l'observation qu'on va lire.

OBSERVATION XXXII (personnelle).

Strabisme convergent. — Nystagmus. — Ténotomie. — Insuffisance du traitement.

C..., 13 ans, se présente à la clinique du Dr Meyer le 4 avril 1876.

Il offre du côté gauche un strabisme convergent de 8 millimètres, et un nystagmus bilatéral horizontal.

$$\text{O. D. lit. diffic. XII} = \frac{1}{2}$$

$$\text{O. G. lit. LX} = \frac{1}{10}$$

(1) Compte-rendu de clin. ophth. de Nerdthal.

On pratique la ténotomie du muscle droit interne.

Le 2 juin. Lit des deux côtés XII $= \dfrac{1}{2}$.

Depuis lors le malade avait été complètement perdu de vue. Il revint au mois de mars 1877 à la clinique, et l'examen pratiqué le 20 mars donna les résultats suivants :

Le nystagmus est encore très-appréciable. Il est surtout prononcé quand on porte l'objet sur le plan latéral gauche, *presque nul lorsqu'on fait fixer sur le plan latéral droit*. Dans la fixation en haut, nystagmus rotatoire très-prononcé. Il disparaît dans la fixation en bas. Dans la position primaire il n'existe pas de nystagme. Le symptôme diminue à mesure qu'on éloigne l'objet ; à 1ᵐ,50 il disparaît presque complètement. Toutefois, si l'on supprime l'un des deux yeux, le malade regardant à distance, le nystagmus devient très-intense.

Actuellement O. D. = XXIV.

O. G. = XXXVI.

Des deux yeux = XVIII. Hm = 3 dioptries.

L'électrisation, dans les cas de nystagmus, est un moyen employé depuis assez longtemps, sans succès d'abord, avec des résultats beaucoup plus favorables depuis que ce mode de traitement a été étudié et réglementé par les ophthalmologistes. M. le Dr Boucheron (1), dans un travail remarquable et complet sur l'électrothérapie oculaire, y insiste d'une façon particulière. Il rapporte deux cas de nystagmus optique promptement améliorés tous deux, et dont l'un même a été guéri radicalement par l'électricité.

D'autre part, nous relevons deux cas de guérison absolue de nystagmus traité par Svetlin (2). Cet ophthalmologiste traita ces deux malades par l'électricité. Le

____

(1) A. Boucheron. Essai d'électrothérapie oculaire. Thèse Paris 1876, p. 73 et suiv,

(2) Wien. Medic. press. XV, 47 1874.

premier malade fut guéri en neuf heures, et le second en quatorze séances de huit minutes et demie.

Enfin, nous devons au Dr Boucheron la relation complète d'un cas remarquable que nous croyons devoir rapporter. Nous avons vu la malade à plusieurs reprises, et nous avons été frappé des résultats incontestables dus à l'électricité.

L'observation que nous donnons est tirée d'un mémoire inédit du Dr Boucheron, et nous sommes heureux de pouvoir le remercier ici de l'amabilité avec laquelle il l'a mise à notre disposition, et de l'obligeance avec laquelle il nous a permis d'examiner la malade qui en fait l'objet.

OBSERVATION XXXIII.

Nystagmus congénital avec saccades horizontales et mouvements de rotation de la tête. — Cataractes congénitales opérées par discision à l'âge de 15 ans. — Nystagmus persistant après la disparition de la cataracte sur un œil' traité par les courants continus centrifuges. — Amélioration très-considérable. — L'amélioration persiste et augmente encore après un mois.

Mlle H.,., âgée de 15 ans, atteinte de cataracte congénitale double, a présenté dès l'âge de 3 *mois* au moins des mouvements remarquables des deux yeux. La mère a reconnu l'existence de ces mouvements en plaçant l'enfant dans son berceau.

Les cataractes ont été vues à cette même époque par le médecin de la famille.

Depuis ce moment les yeux ont toujours été animés de mouvements rapides, augmentés par l'émotion et par l'action de fixer. En même temps que les mouvements des yeux, il se produisait des mouvements d'oscillations de la tête, exagérés par les mêmes conditions.

Les cataractes ont subi peu à peu une régression qui les a diminuées de volume d'une façon inégale et a permis l'exercice extrêmement défectueux d'un peu de vision, tantôt d'un œil, tantôt de l'autre, suivant l'espace laissé aux rayons lumineux entre le cristallin opaque et l'iris.

Une tentative d'opération faite à l'âge de 3 ans a favorisé sur l'un des yeux la résorption d'une partie de la cataracte vers la circonférence et a laissé un petit espace pour le passage de la lumière. C'est par là que la jeune fille pouvait apercevoir les objets en les plaçant à gauche, en bas et en dehors à 4 ou 5 centimètres de l'œil. La vision ne s'exerçait, dans ces conditions, que trois ou quatre minutes au plus, et produisait une grande fatigue. *Cette fixation momentanée exagérait toujours et d'une façon remarquable les mouvements des yeux*. Il n'y avait pas de point de fixation où les mouvements oculaires pussent s'arrêter, comme cela existe souvent dans les cas de nystagmus sans lésions des milieux.

Jamais l'enfant n'a été malade. Ses parents n'ont pas de nystagmus et sont très-bien constitués. Nulle membre de la famille n'a d'affection oculaire.

La jeune fille a maintenant quinze ans, elle est née blonde d'un père très-blond. Sa mère est brune. Elle est un peu petite, mais solidement constituée.

Les yeux sont animés de mouvements saccadés horizontaux très-rapides, qu'il est à peu près impossible de compter. Les cornées se portent habituellement à l'angle gauche des paupières, et, sont soumises là à ces tiraillements saccadés caractéristiques.

Si l'on sollicite la malade à regarder en face, les cornées ne peuvent s'y maintenir, et se portent alors dans la commissure droite des paupières où les mêmes mouvements saccadés se reproduisent.

Insiste-t-on pour obtenir la fixation d'un objet, les cornées se placent à l'un des angles des paupières, le gauche de préférence, toujours animées des mêmes mouvements rapides, et alors la tête se tourne de manière à placer l'objet à peu près dans l'axe des yeux. Ainsi la fixation est impossible au centre de l'ouverture palpébrale.

Dans le regard, en haut ou en bas, les cornées ne peuvent se maintenir non plus exactement en face, elles vont se cacher à gauche, en haut ou en bas toujours avec les mêmes mouvements.

Les oscillations de l'œil sur son axe antéro-postérieur ou mouvements produits par la contraction saccadée des muscles obli-

ques sont peu marqués. Ce sont surtout les muscles droits externes
et internes dont les mouvements désordonnés causent cette ataxie
oculaire.

La première opération de discision sur l'œil droit fut pratiquée le
13 janvier. Elle ne trouva à détruire qu'une mince cataracte sili-
queuse produite par résorption spontanée de la lentille et l'ouverture faite par l'aiguille s'était établie définitivement en quelques
jours, La vision de cet œil a pu s'exercer sans difficultés au bout de
huit jours.

Nous nous attendions à voir diminuer et même disparaître le
nystagmus, par l'exercice normal de la vision. Il n'en a rien été,
aucun changement ne s'est montré dans les mouvements saccadés
des yeux. Toujours les globes oculaires se portaient avec de violentes secousses, tantôt à l'angle gauche, tantôt à l'angle droit des
paupières. Impossible d'obtenir une seconde de fixation, dans aucune position du regard. Cet état de mobilité extrême du globe
était un obstacle des plus gênant à l'examen des progrès et des résultats de l'opération.

Je dois ajouter que le nystagmus s'était arrêté pendant l'anesthésie par le chloroforme.

La seconde opération fut pratiquée sur l'œil gauche le 26 janvier. Les yeux s'arrêtent de nouveau pendant l'anesthésie. Sur cet
œil la résorption de la lentille s'opéra très-lentement, et, pendant
la période de gonflement du cristallin, la vision fut naturellement
très-amoindrie. Un bandeau fut maintenu sur cet œil en perma-
nence, et rien ne se modifia dans les mouvements de l'autre œil, si
ce n'est que les yeux, au lieu de se tenir comme autrefois dans
l'angle gauche des paupières, se sont habitués à venir de préférence
à l'angle droit.

Lorsque l'état de tension fut diminué dans l'œil dernier opéré,
et lorsque la malade put sortir sans inconvénient, malgré l'hiver,
on commença l'électrisation le 12 février 1877.

La pile employée est la pile de Trouvé (zinc et sulfate de cuivre)
de petit calibre. Le nombre des éléments fut de 6 à 8 donnant un
courant assez fort pour produire une légère sensation de brûlure
sur la peau. Les électrodes furent placées l'une à l'apophyse mas-
toïde ou à la nuque, l'autre sur le front et les tempes, le pôle po-
sitif en arrière, et le négatif en avant ; le sens du courant est donc
centrifuge du bulbe au globe oculaire et la direction est la même
que celle de l'influx nerveux dans les nerfs moteurs de l'œil. La

durée de l'application fut de 6 à 8 minutes, tous les jours pendant dix jours, tous les deux jours ensuite, en tout vingt séances.

Effet de la galvanisation. — Dès la deuxième séance la jeune fille qui a la sensation du mouvement de ses yeux, nous annonce qu'elle a reconnu une moindre fréquence dans les saccades.

Après huit séances d'électrisation, une *amélioration tout-à-fait remarquable* s'est effectuée : les yeux se balancent encore, mais *sans saccades violentes et précipitées ;* ils sont animés d'un mouvement analogue à celui qu'exécutent les yeux d'une personne qui lit. Au lieu de se porter vivement dans l'angle droit de la paupière, comme l'habitude est prise depuis l'opération, et d'être là secoués de mouvements incessants, les yeux suivent le doigt qu'on leur montre, restent dans la position médiane de préférence, s'élèvent et s'abaissent sans hésitation.

Seuls maintenant les mouvements extrêmes à droite ou à gauche donnent lieu à des saccades ; les oscillations sur l'axe antéro-postérieur de l'œil sont à peine sensibles. La convergence des yeux s'opère assez facilement, quoique l'un des yeux ne coopère pas encore à la vision binoculaire, puisque la cataracte n'est pas encore disparue.

Les mouvements associés de rotation de la tête ont disparu. L'émotion ramène pour un instant le nystagmus et les mouvements.

25 mars. Après vingt séances, la situation est à peu près la même avec une facilité plus grande dans la fixation et la convergence. La mobilité du regard est à peine plus marquée que dans l'état normal, de sorte qu'un observateur inattentif ne s'en apercevrait pas. Mais la fixité permanente que nécessiterait l'examen ophthalmoscopique n'existe pas. Aussi l'exploration du fond de l'œil par un pertuis pupillaire étroit est-elle difficile.

Aucune lésion du fond de l'œil n'a été reconnue. On ne voit pas les vasa vorticosa de la choroïde. Il y a donc une pigmentation suffisante de cette membrane.

Il n'y a pas de strabisme ni de déviation permanente, paralytique ou autre.

Le mouvement de convergence s'établit sans difficulté et persiste jusqu'à 12 ou 15 centimètres des yeux.

Dans le regard vague l'œil gauche s'abandonne quelquefois et se laisse dévier à gauche.

Plus de mouvements de rotation de la tête. Le nystagmus ne

-reparaît d'une façon appréciable que sous le coup d'une émotion violente ou dans la position des yeux dans l'extrême gauche. Mais dans l'état de repos ou de fixation médiane le phénomène ne se reproduit plus.

Nous n'insisterons pas davantage sur l'emploi de l'électricité dans la thérapeutique du nystagmus. Nous avons vu, dans l'observation qui précède, le mode le plus ordinaire d'application.

Nous dirons seulement que c'est aux courants de très-faible intensité qu'il faut accorder la préférence, et nous renvoyons pour plus de détails à la thèse du D' Boucheron.

Quant aux moyens correctifs de l'acuité visuelle, de la myopie, de l'hypermétropie, par les verres appropriés; quant aux procédés de régularisation de la motilité oculaire, désignés sous le nom de gymnastique oculaire, ce sont des adjuvants précieux dans la plupart des cas, qui pourront quelquefois, mais rarement, suffire à eux seuls, surtout lorsque l'appareil musculaire de l'œil sera la cause probable de la maladie.

Nous ne ferons que rappeler le traitement appliqué aux autres variétés de nystagmus.

Il est incontestable que le nystagmus symptomatique d'une lésion nerveuse quelconque n'est qu'un épiphénomène ; c'est un symptôme contre lequel il est impossible d'agir activement, et d'une façon directe, dans le plus grand nombre des cas. Toutefois, lorsque l'on soupçonnera la syphilis, le traitement spécifique pourra souvent améliorer rapidement, et même faire disparaître le nystagmus.

Chez les mineurs, et peut-être aussi chez les saturnins, le traitement du nystagmus portera à la fois sur les troubles optiques accusés par le malade, et sur l'état d'anémie profonde, un peu spéciale, dans laquelle il est plongé. Le traitement général aura ici une importance capitale, et pourra faire disparaître promptement un phénomène morbide inquiétant. Mentionnons seulement l'emploi du sulfate de quinine et du bromure de potassium dans cette variété de nystagmus, et terminons en disant que les verres correctifs et la gymnastique oculaire, joints aux toniques et aux ferrugineux, produiront les meilleurs résultats.

INDEX BIBLIOGRAPHIQUE

Bravais. Recherches sur les symptômes et le traitement de l'épilepsie hémiplégique. Thèse de Paris, 1827.

Decondé. Note sur le nystagmus. — Archives belges de méd. milit. T. XXVII, 1861.

Gadaud. Etude sur le nystagmus. Thèse de Paris, 1869.

Mackenzie. Traité pratique des maladies de l'œil. T. I, 1858.

Fano. Traité des maladies des yeux. 1866, T. II.

Wecker. Traité des maladies des yeux. T. II, 1866.

Duplay et Follin. Traité de pathologie externe. T. IV, 1875.

Lépine. *Gazette méd. de Paris*, 1867, p. 700 et 798.

Lépine. De la localisation dans les maladies cérébrales. Thèse agrég., 1875.

Prévost. Déviation conjuguée de la tête et des yeux. Thèse de Paris, 1868.

Charcot. Leçons sur les maladies du système nerveux. T. I, 1873.

Charcot. Leçons sur la localisation dans les maladies du cerveau 1875.

Panas. Leçons sur le strabisme, les paralysies oculaires, le nystagmus, 1873.

Fernet. Des tremblements. Thèse agrég., 1872.

Bourneville et Guérard. De la sclérose en plaques dissem., 1870.

Cotard. Etude sur l'atrophie partielle du cerveau. Thèse, Paris, 1868.

Liouville. De la sclérose en îlots. Mém. de la soc. de Biologie, 1868 (T. V, 4e série).

Galezowski. Traité des maladies des yeux. Art. nyst.

Bouchut. Diagnostic des maladies de l'encéphale par l'ophthalm, 1866.

Hallopeau. Des paralysies bulbaires. Thèse agrég., 1875.

Landouzy. Convulsions et paralysies liées aux méningo-encéphalites fronto-pariétales. Thèse Paris, 1876.

L, Kugel de Bucharest. Ann. d'oculistique, 1868. T. LX, p. 209.

Faucon. Journ. d'ophthal. I, p. 223, 1872.

A. Graefe et Saemisch. Handbuch der Gesammten Augenheilkunde, 1876.

Duret. Sur la circulation de l'encéphale. Archiv. de physiologie, 1874.

PIVENT. Méningo-encéphalite tuberculeuse. Thèse, Paris, 1852.

F. CARION. Etude symptomatique et diagnostique de l'hémorrhagie cérébelleuse. Th. inaug., 1875.

NAKONZ. Ueber den nystagmus. Arch. für ophthal. T. V.

LEGRAND DU SAULLE. De la folie héréditaire, 1873.

JAVAL. Ann. d'oculistique. T. XVI, 1871.

NIEDEN. Ueber nystagmus als. folgezustand von hemeralopie. Berlin. Klin : Wockenschrift, nᵒ 47.

BOUCHERON. Essai d'électrothérapie oculaire. Thèse, Paris, 1876.

A. PARENT. imprimeur de la Faculté de Médecine, rue Mr-le-Prince, 31.

9 782014 087529